出版のいきさつ

　私はNPO法人スマイルリボンの代表をやっていますが、HTLV-1ウイルスをなくすための活動を始めてから18年経ちました。私自身は、HAMを発症して30年になる患者です。なぜ、一患者会にとどまらず法人を立ち上げたのか、その経緯をお話しします。

　2003年、アトムの会（全国HAM患者会）を発足した年に、ひとりのATL患者さんと知り合いました。その方は就学前のお子さんのいる母親で「ATLL（悪性リンパ腫）を発症したが、情報がなく不安でたまらない。（当時は、まだ主要な治療法ではない）骨髄移植に望みを託し、東北から鹿児島へと名医を頼って家族で引っ越してきた」というのです。

　そして、その血液内科医こそが、今村病院分院（当時）宇都宮與先生だったのです。若いお母さんが幼い子を残して死を覚悟する姿を目の当たりにして、悲しみより怒りがこみ上げてきました。HTLV-1はHAMだけではなく重篤な白血病を引き起こし、キャリアも患者も世界で日本が最も多いという現実を知り愕然としました。その衝撃が原点となり、治療薬開発や感染予防対策などを含めた「HTLV-1総合対策」を目指して、厚労省や国会議員会館を行き来す

ることになります。

　こうして、2005年、HAMの患者会をベースにNPO法人「日本からHTLVウイルスをなくす会」（のちに名称をスマイルリボンに変更）を設立し、ATLやキャリアも対象にHTLV-1に関わる事業活動を始めました。やがて活動が実り、2010年に国の「HTLV-1総合対策」がなされ、毎年10億円の予算が付き、治療薬開発の研究や感染予防対策が一気に進むようになりました。

　しかし、いまだ当法人にはATLと告げられた患者や家族の方から「どんな病気かよくわからない」と相談の電話やメールがきます。また、キャリアの方は正しい情報を知らず、発症を恐れる人も少なくありません。この状況を打破するために、一般の方に向けたATLの本を出版したいと先生に執筆をお願いしました。ATLとはどんな病気なのか。どんな治療法があるのか。ATLについて知りたい人に情報をつかんで正しく理解していただきたいと願っています。先生は気さくで几帳面、患者に優しく、ATLに熱心で、全国一多くのATL患者を診ている臨床医師です。この本の出版にあたり、著者の宇都宮與先生、ご支援、ご協力をくださった皆様に心から感謝申し上げます。

　　　　NPO法人スマイルリボン　理事長　菅付加代子

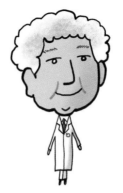

筆者のごあいさつ
宇都宮　與

　成人 T 細胞白血病（ATL）は 1977 年に病気が発見され
てから 40 数年が経過しました。九州地方に多いこと、原
因ウイルスであるヒト T 細胞白血病ウイルス I 型（HTLV-
1）の発見や病気の研究は進みましたが、HTLV-1 が感染す
るとどうして ATL が発病するのか、発病する人と発病し
ない人はどのように違うのかなどについてはいまだに解明
されていません。また、ATL の治療も病気の発見当時に
比べ非常に進歩しましたが、抗がん剤治療だけでは多くの
ATL 患者さんの長期生存や治癒には、依然ほど遠いもの
があります。

　著者の私は、ATL が発見された 1977 年に鹿児島大学医
学部を卒業しました。四国の田舎町から 1971 年に初めて
鹿児島に来ました。学生時代は医学の勉強もそこそこに
「卓球命」とばかり卓球に打ち込んでおり、1977 年になん
とか大学を卒業して国家試験に合格し、医師の道をスター
トしました。卓球部の先輩がおられたことと、「診断から
治療まで自分の力で完結できる医療専門分野」というとこ
ろに惹かれ、血液内科を志望しました。医師になったまさ

にその年、新たな病気として登場した ATL と出会いました。鹿児島大学の研修医時代は、数多い内科の病気の中で、ATL の患者さんを多く担当させていただきました。

　その当時の白血病は、ATL だけでなくすべての白血病が「不治の病」といわれていた時代です。ATL 患者さんが懸命の治療の甲斐なく亡くなっていかれる現実に、胸が張り裂けそうでした。泣きそうになるくらい悔しい思いの中で、ATL という病気のことをもっとよく知って、抗がん剤治療法の開発や感染症対策に取り組まなければ、という強い思いを抱くようになりました。

　1980 年代に入り、血液がんの治療分野では、骨髄移植の治療成績が改善され、ATL 以外の白血病患者さんは長期生存や治癒が可能になってきていました。当然、ATL 患者さんに対する骨髄移植治療が国内でも試験的に行われ、骨髄移植治療では最先端を走る名古屋グループから、移植治療を行った ATL 患者さんの治療成績について発表がありました。少ない ATL 患者さんの治療経験の紹介ではありましたが、患者さんは移植後の再発や感染症で死亡され、治癒や長期生存には結びつきませんでした。

　その当時今村病院分院（現在の今村総合病院）では、骨髄移植治療を始めて間もない頃でしたが、1998 年に初めて寛解期（抗がん剤治療によって病気が軽快して安定した状態になること）の ATL 患者さんに対して、HLA（白血

球の血液型）が一致する兄弟をドナーとして骨髄移植治療を行いました。移植後の患者さんは大きな副作用もなく、順調な経過をたどり、退院されました。

　私たちの病院だけでなくATL患者さんの移植での成功例は他の病院にもおられることがわかり、2001年に私が代表で、骨髄移植の国際誌（Bone Marrow Transplantation: BMT）にATL患者さんに対する骨髄移植の治療成績を発表させていただきました（文献①）。この発表を機に、同種造血幹細胞移植治療（骨髄移植、末梢血幹細胞移植、臍帯血移植を総称して呼びます）がATL患者さんの生存率を改善させる可能性があると、多くの若いATL患者さんが造血幹細胞移植治療を受けるようになりました。

　最近では70歳以下のATL患者さんの約80％が造血幹細胞移植治療を受けています。その結果、ATL患者さんの生存率が向上したと、国立がんセンター中央病院の伊藤歩先生が発表されています（文献②）。しかし、移植後の再発や移植と関連する合併症で苦労するATL患者さんも多数おられ、より安全で治療効果の高い移植治療法への改善が求められています。一方で、年齢や合併症などで移植治療を受けられないATL患者さんも数多くいます。最近では新しい薬剤の開発が進み、新しくできた薬剤の使用により移植を受けられないATL患者さんの生存率が改善しつつあります。さらに新薬開発や新しい治療法の開発研究

も進み、今後大きく進展することが期待されています。

　ATL という病気はいまだに厳しい病気であることに変わりはありませんが、原因ウイルスや病気の発病のメカニズム、治療困難な原因などについての研究は目を見張るような進歩をしています。近い将来、ATL の治療のみならず、HTLV-1 キャリアからの ATL 発症予防、HTLV-1 そのものの撲滅など、ATL 患者さんや HTLV-1 キャリアの方が安心できるような朗報が伝えられることを願っています。

　この本では、ATL 患者さん、ご家族、HTLV-1 キャリアなどの読者の皆さんが抱く不安や疑問にできるだけお応えできるように努めました。治療法については専門的な内容が多く、少し難しいと感じられるかもしれません。

　ATL や HTLV-1 について正しく理解していただき、皆さんが必要以上に不安を抱えることのないよう、そして皆さんの不安を少しでも解消することができれば幸いです。

目次

第 1 章
ATL と HTLV-1 の基本を知りましょう

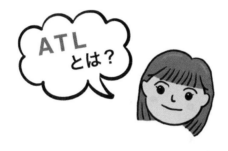

ATL とはどのような病気？

　ATL とは、成人 T 細胞白血病（adult T-cell leukemia）または成人 T 細胞白血病 / リンパ腫（adult T-cell leukemia/ lymphoma）の略です。成人（大人）で発症する悪性リンパ腫のひとつです。

　悪性リンパ腫は、その細胞の由来（起源）によって、B 細胞リンパ腫、T 細胞リンパ腫、NK（ナチュラルキラー）細胞リンパ腫の 3 種類があります。ATL は、その中の T 細胞リンパ腫になりますが、急性白血病のような未熟（幼弱）な細胞ががん化したものではなく、成熟した T 細胞ががん化したものです。もともとはリンパ腫ですが、すぐに白血病化してしまうため、中にはリンパ腫の特徴であるリンパ節の腫れがみられない場合もあります。そこで、白血病（成人 T 細胞白血病）と最初に名付けられました。

　リンパ節以外にも末梢血、骨髄、皮膚などに ATL 細胞がよくみられます。白血病化した細胞の核が花びら状に分葉するという特徴があります。その細胞は花核細胞（flower cell）と呼ばれ、顕微鏡で病気を発見するときにとても役立っています。今までの白血病や悪性リンパ腫と異なることから、ATL という病名が付けられました。抗がん剤治療が効きにくいことが多く、患者さんの生存率は他の白血

病やリンパ腫に比べ低いことが知られています。

　ATL という病気は、1977 年に当時京都大学におられた高月清先生（後に熊本大学教授）（写真 1）や内山卓先生らによってはじめて世界に発表されました。

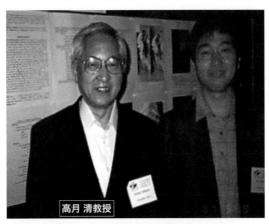

高月 清教授

写真 1：熊本大学名誉教授高月清先生と著者
第 6 回国際 HTLV 会議での著者のポスター発表
（1994 年：米国ニュージャージー州アトランティックシティ）

　成人に発病する、経過は亜急性（ややゆっくり）から慢性に経過するが末期には急速に進行する、T 細胞の性質を有する、核に深い切れ込みや分葉がみられる細胞（花核細胞）が末梢血中にしばしばみられる（写真 2）、皮膚病変が多い、リンパ節の腫大（腫れ）がよくみられ、肝臓・脾臓の腫れも多いが縦隔の腫瘍はみられない、出身地に地域

の偏りがみられ、特に九州出身者が多いことが発表されました（文献③）。

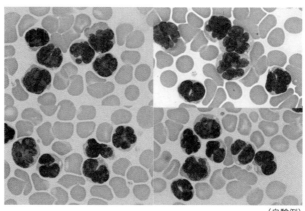

写真2：末梢血でみられた典型的な ATL 細胞
急性型 ATL 患者さんの末梢血中にみられた特徴的な ATL 細胞の顕微鏡写真です（メイ・ギムザ染色）。白血病細胞の核が花弁状に分葉し、花核細胞（flower cell）と呼ばれ、ATL の診断の大きな目安となります。

　ATL の発見前から南九州を中心として ATL はありましたが、ATL という独立した病気ではなく、白血病化した悪性リンパ腫（当時は白血病化リンパ肉腫、白血病化細網肉腫など）と診断されていました。白血病化していないリンパ腫型 ATL では、リンパ節病変の病理検査の特徴からホジキンリンパ腫（当時はホジキン病と呼ばれていました）と診断され、九州ではホジキン病が多いとされていま

した。血液がんの中でホジキンリンパ腫は、日本は欧米に比べ少なく、比較的予後がよい病気ですが、九州のホジキン病は予後が不良である（生存期間が短い）といわれていました。

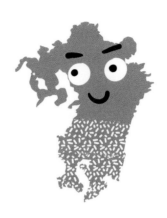

　京都大学で診療をされていた高月先生たちの発表の中で注目されたのは、ATL 患者さんの多くは近畿地方在住でしたが、その出身地は鹿児島県の離島を含む九州地方に多いことが初めて記載されたことでした（図1）（文献③）。患者さんの出身地に偏りがあることから、ATL の原因としてウイルスや寄生虫など何かの病原体が存在するのではないかと当初から推測されていました。その後、ATL という病気の臨床的な研究、発病のメカニズム（発症機構）の解明や治療開発などにおける、血液学、病理学、疫学、ウイルス学、分子生物学などの専門家による精力的な研究によって、原因ウイルスの発見へとつながりました。

　そのウイルスとは、RNA ウイルスに属するレトロウイルス＊であるヒト T 細胞白血病ウイルス I 型（human T-cell leukemia virus type-I: HTLV-1）です。このウイルスが原因となって ATL という病気が起こることがわかりました。

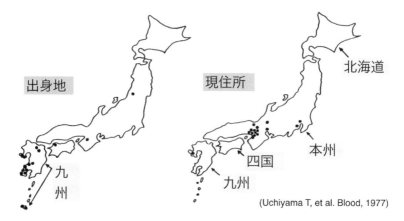

出身地

現住所

北海道

九州

本州

四国

九州

(Uchiyama T, et al. Blood, 1977)

図 1：ATL 患者の出身地

ATL は、1977 年に京都大学の内山卓先生、高月清先生らにより発見され、初めて国際誌（Blood）に発表されました。ATL 患者さんの現住所は近畿地方がほとんどでしたが、出身地は九州地方、特に離島を含む鹿児島県が多くを占めました。

【＊レトロウイルスって？】

ウイルスには、遺伝情報を持つ核酸が DNA からできている DNA ウイルスと、RNA からできている RNA ウイルスの 2 種類があります。ATL の原因ウイルスである HTLV-1 は、RNA ウイルスに含まれます。他の RNA ウイルスとは異なり、レトロウイルスである HTLV-1 では、ウイルスの遺伝子である RNA がウイルスの持っている逆転写酵素によって DNA に変換され、ヒトの T 細胞の染色体中の DNA に入ります。そこから遺伝子が発現し（RNA として読まれ）、ウイルス自身の遺伝子を複製するとともに、ウイルスのタンパク質がつくられます。通常の遺伝子では、DNA が出発点でそこから RNA

がつくられ、RNA から蛋白がつくられるのですが、ウイルス RNA が DNA に変換されてそこから遺伝子発現が起こるという通常の逆の現象を起こすので「レトロウイルス」と名付けられました。

　HTLV-1 は、1980 年、米国の Gallo 先生や Poiesz 先生らによって、皮膚 T 細胞リンパ腫の患者さんから採取されたリンパ腫細胞を培養し、その培養細胞から、レトロウイルスが発見されたことに始まります。Gallo 先生たちはそのウイルスを、ヒト皮膚 T 細胞リンパ腫ウイルス（human cutaneous T-cell lymphoma virus: HTLV）と名付けました（文献④）。

　一方、京都大学の日沼頼夫先生、岡山大学の三好勇夫先生らは 1981 年に ATL 患者さんの ATL 細胞から培養した細胞がレトロウイルスを産生していることを発見しました（文献⑤）。翌年の 1982 年に ATL 患者全員の ATL 細胞にこのウイルスが存在していることを証明し、このウイルスを ATL の原因ウイルスであると認定し、ATL ウイルス（adult T-cell leukemia virus: ATLV）と名付けました（文献⑥）。米国の Gallo 先生らは、レトロウイルスが見つかった皮膚 T 細胞リンパ腫の患者さんは、後で ATL であったと病名を訂正しました。その後、2 番目の HTLV が発見されたのを機に、ATL で発見されたウイルスは、最初に発見されたということで HTLV-1 と呼ばれるようにな

りました。米国で発見された HTLV-1 と日本で確認された ATLV は、ウイルスの構成（塩基配列）から同じウイルスであることが東京大学の渡邉俊樹先生、吉田光昭先生らによって証明されました（文献⑦）。ATL の原因ウイルスである HTLV-1 を発見したのは米国の Gallo 先生たちであり、ATL の原因ウイルスであることを突き止めたのは日本の日沼先生たちの研究成果でした。

ATL はどのようにして発病する？

　ATL は、HTLV-1 感染者(キャリア)の一部から発病します。HTLV-1 に感染した T リンパ球に遺伝子変化が起こり、変化した異常 T リンパ球が免疫の監視（免疫の見張り）から免れるようになります。すると、さらなる遺伝子変化が積み重なり、T リンパ球の異常増殖が引き起こされ、ATL を発症します（図 2）。HTLV-1 に感染した T リンパ球の遺伝子変化が蓄積し、ATL を発病するまでには、数十年の潜伏期間を要します。HTLV-1 キャリアからの ATL 生涯発症率は、男性 4 〜 6%、女性 2.6% とされています（文献⑧）。

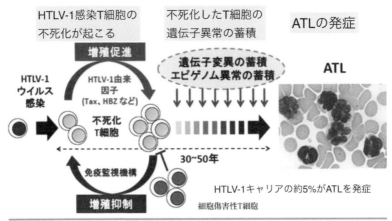

HTLV-1感染T細胞の
不死化が起こる

不死化したT細胞の
遺伝子異常の蓄積

ATLの発症

増殖促進

HTLV-1
ウイルス
感染

HTLV-1由来
因子
(Tax、HBZ など)

遺伝子変異の蓄積
エピゲノム異常の蓄積

ATL

不死化
T細胞

30~50年

免疫監視機構

HTLV-1キャリアの約5%がATLを発症

増殖抑制

細胞傷害性T細胞

現行の化学療法による長期生存は約15%と極めて予後不良である。
治療成績は、ATLが疾患として認知された約40年前からほとんど向上していない。
→遺伝子異常の全体像が不明なことによる病態理解の不足に起因

図2：HTLV-1 キャリアから ATL を発症するまでの流れ
HTLV-1 由来の因子によって HTLV-1 感染細胞の増殖促進が起こります。一方で増殖を抑えようとする免疫の見張り（免疫監視機構）により感染細胞の増殖が抑えられます。これらの闘いの中、不死化 T 細胞（死なない感染 T 細胞）ができてきて、その不死化 T 細胞の遺伝子異常（変異）が積み重なり、30-50 年の経過で ATL 発症へと進んでいきます。
（2015 年 10 月 6 日、京都大学　プレスリリースより掲載）

　また、HTLV-1 の感染経路によっても ATL の発症は異なることが知られています。大人になってからの水平感染者（夫から妻、妻から夫など）よりも母乳を通じて母子感染したキャリアからの ATL 発症が多いことがわかっています。

HTLV-1 キャリアの中で ATL を発症するキャリアと生涯発症しないキャリアとの違いについては多くの研究がなされており、少しずつ違いが明らかにされつつありますが、完全にはまだわかっていません。発症していない場合は無症候性 HTLV-1 キャリア（HTLV-1 キャリア）と呼ばれます。

　HTLV-1 キャリアは、日本では九州を中心とした西南日本、紀伊半島、三陸海岸に多いとされてきました。HTLV-1 感染者の数は、日本赤十字社の献血者の抗体陽性率をもとに推測しています。1984 年の推計では日本に約 120 万人のキャリアがいましたが、2006 年の調査研究では約 108 万人（図 3）に減少しました。さらに最近（2022 年）、日本の HTLV-1 感染者数は 65 万人くらいに減少しています。

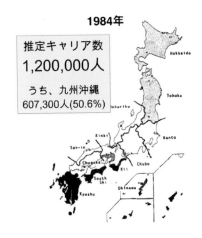

1984年

推定キャリア数
1,200,000人

うち、九州沖縄
607,300人(50.6%)

Tajima, K, et al. Int J Cancer, 1990

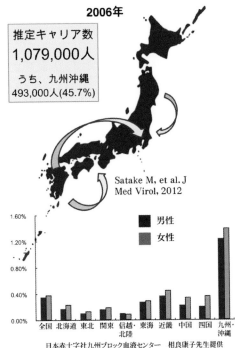

2006年

推定キャリア数
1,079,000人

うち、九州沖縄
493,000人(45.7%)

Satake M, et al. J
Med Virol, 2012

男性
女性

全国 北海道 東北 関東 信越・ 東海 近畿 中国 四国 九州・
　　　　　　　　　　　　北陸　　　　　　　　　　　　　　　沖縄

日本赤十字社九州ブロック血液センター　相良康子先生提供

図3：日本における HTLV-1 感染者数

　日本での HTLV-1 キャリア数は、1984 年には約 120 万人、2006 年には約 108 万人に減少しています。2006 年の図の矢印は、HTLV-1 キャリアの分布について九州から関東・近畿地方、東北から関東地域など大都市圏にも感染が拡大していることを示しています。

　一方、世界での HTLV-1 感染者数は、1000 ～ 2000 万人いるとされています。日本以外では、中央アフリカ、中近東、南米、カリブ海地域、オーストラリアなどに HTLV-1 感染者が多く見られます（図 4）。オーストラリアの先住民（アボリジニー）では、成人の約 40％が HTLV-1 に感

染している地域があります。オーストラリアでは日本と異なり ATL や HAM という病気よりも気管支拡張症など呼吸器の病気が多いとされています。HTLV-1 のウイルスの構成（塩基配列）も一部異なり、今後日本の HTLV-1 との比較、関連する病気の比較などを共同で研究する予定になっています。

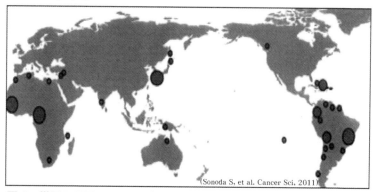

(Sonoda S, et al. Cancer Sci, 2011)

図4：世界の HTLV-1 の分布
　世界の HTLV-1 感染者の多い地域を示します。●の大きさは、HTLV-1 感染者数の多さを示しますが、日本以外では、中央アフリカ、南米、カリブ海地域に感染者が多くいます。

　HTLV-1 が関連して起きる病気には大きくわけて３つのグループがあります（表 1）。悪性腫瘍（がん）、炎症によって起こる病気（炎症性疾患）、免疫機能の低下に伴って合併する感染症の３つのグループです。悪性腫瘍では、直接 HTLV-1 が感染した T 細胞ががん化する ATL と、がんに対する免疫機能低下と関係する ATL 以外のがんの合

併があります。膠原病（自己免疫疾患）のような炎症を起こす病気では、HTLV-1 関連脊髄症（HTLV-1 associated myelopathy: HAM）や HTLV-1（関連）ブドウ膜炎（HTLV-1 uveitis/HTLV-1 associated uveitis: HU/HAU）などが代表です。その他にも皮膚炎、関節症、気管支肺胞症などとも関連するのではないかといわれています。

表1：HTLV-1 が関連する病気

・悪性腫瘍
　　　成人T細胞白血病／リンパ腫（ATL）
　　　免疫機能低下によるATL以外の悪性腫瘍

・炎症性疾患（自己免疫疾患類似）
　　　HTLV-1関連脊髄症（HAM）
　　　HTLV-1（関連）ブドウ膜炎（HU/HAU）
　　　HTLV-1関連感染性皮膚炎（Infectious Dermatitis）
　　　HTLV-1関連関節症（HAAP）
　　　HTLV-1関連気管支肺胞症（HAB）

・免疫機能低下による感染症
　　　HTLV-1キャリアにおいても日和見感染症がみられる

（著者作成）

　HTLV-1 の感染者の多い地域では、関節リウマチや乾癬患者で HTLV-1 キャリアが多く認められることも注目されています。HTLV-1 キャリアからの ATL 生涯発症率は男性で 4 ～ 6%、女性で 2.6%、HAM 生涯発症率は約 0.25%、HU/HAU の有病率は HTLV-1 キャリア 10 万人あたり約 100 名とされています（文献⑧，⑨，⑩）。HAM の詳細についてはシリーズ 2 の **「教えて！先生　HAM（HTLV-1 関**

連脊髄症）のこと」（著者：松崎敏男）を参照してください。

　HTLV-1 キャリアにおいては、ヒトの身体の中の免疫に対して重要な役割をしている T 細胞に HTLV-1 感染が起こることにより T 細胞免疫の低下がみられます。HTLV-1 キャリアでも ATL 患者さんにおいてよくみられるような日和見（ひよりみ）感染症がみられることもあります。

ATL の症状とは

　ATL は、基本的には悪性リンパ腫です。悪性リンパ腫の中の T 細胞リンパ腫に属し、HTLV-1 というウイルスが病気の発症に関係している白血病／リンパ腫です。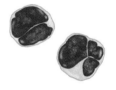からだの表面のリンパ節の腫れ（表在リンパ節腫大）が最も多くみられますが、他にもお腹の中や胸の中のリンパ節が腫れることもあります。

■皮膚の病変

　ATL 患者さんには、結節（けっせつ）・腫瘤（しゅりゅう）（写真 3A）、紅斑（こうはん）・丘疹（きゅうしん）（写真 3B）、紅皮症（こうひしょう）（写真 3C）など、いろいろな皮膚の病変が多く認められます。紅斑・丘疹、紅皮症は、皮膚のかゆみを伴うことも多くみられます。皮膚の病

変は、緩やかに経過することが多く、はじめは湿疹や皮膚炎と診断されることも少なくありません。皮膚だけに病変があるときは、皮膚型 ATL と呼ばれることもあります。皮膚の病変は、急性型 ATL の初期病変（はじまりの病変）であることもあるので注意が必要です。

　また、免疫機能の低下により皮膚の広範な白癬（はくせん）（みずむし、たむし）、疥癬（かいせん）（ヒゼンダニが原因）、帯状疱疹、ゆうぜい（イボ）の合併も多くみられます。いずれにしても、HTLV-1 キャリアで治りにくい皮膚の病変や感染症の症状がある方は、ATL という病気

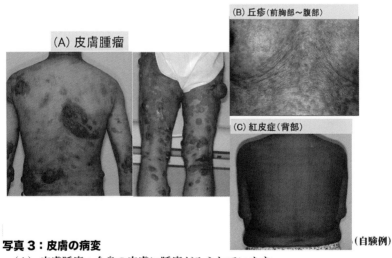

写真3：皮膚の病変
　（A）皮膚腫瘤：全身の皮膚に腫瘤がみられています。
　（B）丘疹：前胸部に丘疹が認められます。
　（C）紅皮症：背部にみられる紅皮症

のわかる皮膚科専門医を受診することをおすすめします。

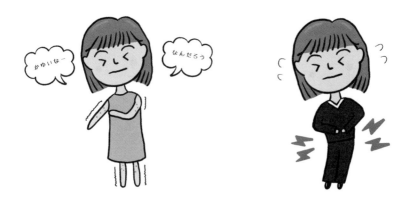

■消化管の病変

　ATL の消化管の病変としては、胃や腸に腫瘍や潰瘍が多くみられます（写真 4A）。胃や小腸・大腸に多数のポリープがみられることもあります（写真 4B）。また、潰瘍性大腸炎やクローン病のような大腸病変（写真 4C）もみられます。胃や腸に ATL 細胞による病変ができると、持続する下痢や腹痛などの原因になります。

　肝臓や脾臓の腫れ、胸水・腹水、中枢神経病変、骨の病変などもみられます。肝臓や脾臓に高い確率で ATL 細胞が浸潤し、肝機能障害が出現します（文献⑪）。胸膜や腹膜に ATL 細胞が入り込むと胸水や腹水の原因となります。胸水が溜まると呼吸困難、腹水が溜まると腹部膨満感（お

腹が異常に張る）などの症状がみられます。

(A) 胃の腫瘍病変（ひだの腫大）

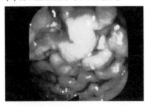

(B) 大腸の腫瘍病変（多発ポリープ状）

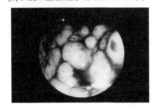

(C) 潰瘍性大腸炎様の大腸病変

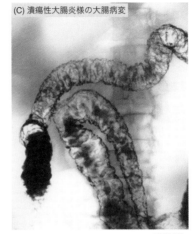

（自験例）

写真4：ATL 患者さんにみられた消化管病変
（A）胃の腫瘍病変（ひだの腫大）：ATL 細胞の浸潤により胃粘膜ひだの
　　著明な腫大がみられます。
（B）大腸の腫瘍病変（多発ポリープ状）：大腸の粘膜に多数のポリープ状
　　の腫瘤が認められます。
（C）潰瘍性大腸炎様の大腸病変：ATL 細胞が大腸全域の粘膜に浸潤し、
　　注腸造影検査で潰瘍性大腸炎に類似した鉛管様所見を呈しています。

■中枢神経の病変

　ATL の中枢神経病変では ATL 細胞が髄膜に浸潤する腫
瘍性髄膜炎が多いのですが、脳の中に腫瘍をつくることも
あります。また、眼内に ATL 細胞が浸潤することもあり
ます。症状としては頭痛や腰痛などの他に顔面神経麻痺な

どがみられたり、視力低下が起こったりすることがあります。腰椎穿刺検査や CT 検査、MRI 検査、眼底検査などの組み合わせで診断します。

■高カルシウム血症

　ATL 患者さんには骨の融解による高カルシウム血症の合併が多く、それに伴う症状がみられます。ATL 患者さんの ATL 細胞から副甲状腺ホルモン関連蛋白＊が分泌されて血液中のカルシウムの値が上昇します。これは ATL の経過中に、半分から 3 分の 2 の患者さんにみられます。

【＊副甲状腺ホルモン関連蛋白】
副甲状腺ホルモンと同じような働きを持っており、骨を吸収する蛋白です。多くの ATL 患者さんで ATL 細胞からつくられ、骨を融解するので血清中のカルシウム値が上昇し、高カルシウム血症の原因となります。

　高カルシウム血症の症状としては、軽いときはのどの渇き、全身倦怠感（だるさ）、便秘、多尿などですが、中等度以上になると脱力（筋肉に力が入らない）、傾眠傾向（眠くなること）、意識障害などがみられます。血液中に増加したカルシウムは、血管内皮、肺、腎臓の尿細管、筋肉内に沈着するため、早急に治療が必要です。尿は出るので、多尿型の腎不全（尿毒症）を起こすこともあります。

高カルシウム血症の治療は、ステロイド剤、カルシトニン製剤、ビスホスフォネート製剤などを使用しますが、原因が ATL の活動であるため、抗がん剤による ATL 治療が早期に必要です。

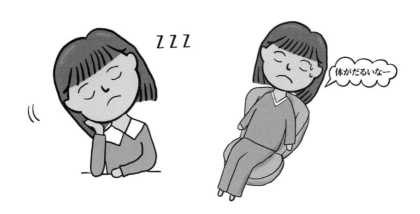

■感染症

　ATL のように免疫機能が低下している患者さんは、健康な人では通常かからないような病原性の弱い病原体による感染症にかかることがあります。細菌感染症だけでなく真菌（かび）やウイルスによる肺炎、消化管の感染症、髄膜炎などもみられ、それぞれ多彩な症状がみられます（文献⑪）。この免疫機能の低下した患者さんがかかる感染症のことを日和見（ひよりみ）感染症と呼びます。ATL 患者さんでは日和見感染症の合併が多いことが知られていま

す。ATL 患者さんにみられる日和見感染症には、ニューモシスチス肺炎（写真 5A、B）、サイトメガロウイルス感染症［肺炎（写真 5C）、胃腸炎、網膜炎（写真 5D）など］、多発性のゆうぜい（イボ）（写真 5E）、糞線虫症（消化管の寄生虫）（写真 5F）、疥癬症（ヒゼンダニ）、全身性の帯状疱疹、真菌感染症（カンジダ、アスペルギルス、クリプトコッカスなど）などがあります。

ニューモシスチス肺炎

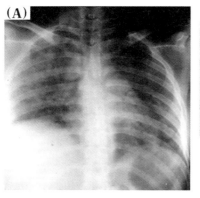

サイトメガロウイルス網膜炎

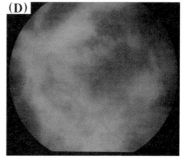

サイトメガロウイルス肺炎

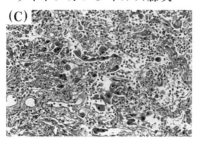

ゆうぜい（イボ）　　　　　　　　　糞線虫症

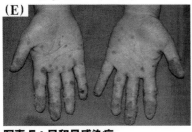
(E)

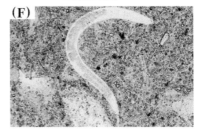
(F)

写真 5：日和見感染症

（A）　ニューモシスチス肺炎：胸部 X 線検査で両側の肺全体に間質性肺炎の像がみられます。

（B）　ニューモシスチス肺炎：同じ患者さんの解剖時の肺の病理像です。肺胞の中は泡沫状の物質で充満されています。左上の小さな挿入写真はニューモシスチスを染色する検査で病原体が黒く染まっています。

（C）　サイトメガロウイルス肺炎：肺の病理検査ですが、フクロウの眼のように染まっている細胞がサイトメガロウイルスに感染した細胞です。

（D）　サイトメガロウイルス網膜炎：サイトメガロウイルスによる網膜炎の眼底写真ですが、炎症の強い部分が黒くなっています。

（E）　ゆうぜい（イボ）：両手の手のひらにみられる多発性のゆうぜい（イボ）です。成人で多発する場合にはからだの免疫機能が非常に低下していることが考えられます。

（F）　糞線虫症：便の中にみられた糞線虫です。糞線虫は主に小腸に寄生しています。

ATL の検査と診断

　ATL は、HTLV-1 が原因で発症する病気です。HTLV-1 に感染すると、患者さんのからだの中に HTLV-1 に対する抗体（抗 HTLV-1 抗体）がつくられます。患者さんの血液

を用いて、血清中の抗 HTLV-1 抗体が陽性であるかどうかを検査します。

　HTLV-1 抗体検査は、一次検査（スクリーニング検査）として 4 つの方法、CLEIA 法（化学発光酵素免疫測定法）、CLIA 法（化学発光免疫測定法）、ECLIA 法（電気化学発光免疫測定法）、PA 法（粒子凝集法）のいずれかを用いて検査します。いずれの検査でも陽性であれば LIA 法（ラインブロット法）による確認検査を行います。確認検査が陽性であれば、HTLV-1 感染ありの確定診断となります。陰性であれば HTLV-1 感染なしとなりますが、まれに、判定保留がみられます。確認検査で判定保留のときは PCR 法（ポリメラーゼ連鎖反応）による核酸検査を行い、陽性であれば HTLV-1 感染の確定となります（図 5）（文献⑫）。今までは、抗 HTLV-1 抗体の確認検査として WB 法（ウェスタンブロット法）を用いていましたが、新しく開発された LIA 法は判定保留例が少なく、日本では LIA 法が確認検査として採用されました。

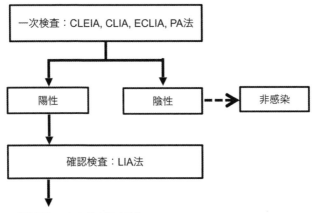

【推奨法による判定確定法】

陽性	判定保留	陰性
「陽性」と確定	核酸検出(PCR法)の実施を推奨	「陰性」と確定

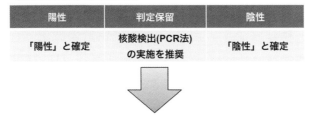

【LIA法の判定保留に対する核酸検出(PCR法)】

陽性	陰性
「陽性」と確定	陰性もしくは検出感度以下

図5：HTLV-1 感染の診断のためのフローチャート

　HTLV-1 感染の診断では、まず一次検査で陰性であれば「感染なし」となり、陽性であればLIA法による確認検査に進みます。確認検査で陽性であれば「感染あり」、陰性であれば「感染なし」となります。一部に判定保留がみられ、その時は核酸検査（PCR検査）を行います。PCR陽性であれば感染ありですが、陰性の時は感染なしか検査の検出感度以下と診断されます。2019年度日本医療研究開発機構委託研究開発費（AMED補助金）新興・再興感染症に対する革新的医薬品等開発推進研究事業「HTLV-1 の疫学研究及び総合対策に資する研究」HTLV-1 感染の診断指針 第2版(2019年11月)。

https://pubmed.ncbi.nlm.nih.gov/32831150/

ATL では、次のような血液異常がみられます。白血病化すると末梢血中の ATL 細胞が増加するので、白血球数が増加します。白血球数の増加する程度は、患者さんによって異なります。また、ATL 細胞によってつくられるサイトカインと呼ばれるホルモンのような物質（顆粒球増殖因子）が血液細胞に影響を及ぼし、好中球数や好酸球数が増加することもあります。急性白血病によくある貧血や血小板数の減少はみられないことも多く、みられても急性白血病より軽度です。血清中の乳酸脱水素酵素（LDH）値や可溶性インターロイキン -2 レセプター（IL-2R）値は上昇することが一般的です。これらの増加は腫瘍マーカー的な意味があり、リンパ系腫瘍の特徴ですが、ATL においては特に顕著です。ATL 細胞が肝臓に入り込むと、AST、ALT、ALP 上昇などの肝機能異常がみられます。血清アルブミン値の低下や尿素窒素（BUN）の上昇もみられることがあります。また、血清カルシウム値の上昇は急性型やリンパ腫型 ATL の特徴の一つでもあり、上昇がみられるだけで急性型もしくはリンパ腫型などのアグレッシブタイプ ATL に入ります（文献⑪）。

　ATL の診断には、リンパ節の腫れや皮膚病変などで ATL が疑われたら、まず血清の抗 HTLV-1 抗体検査を行います。抗 HTLV-1 抗体が陰性であれば ATL という病気は否定されますが、抗 HTLV-1 抗体の一次検査が陽性で、

その後の確認検査でも陽性であれば ATL の可能性があります（図6）。

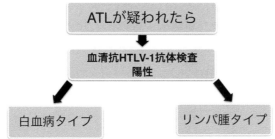

ATLが疑われたら

血清抗HTLV-1抗体検査
陽性

白血病タイプ

リンパ腫タイプ

① 細胞形態
② 表面マーカー
③ LDH, アルブミン, 尿素窒素, カルシウム
④ サザンブロット検査
⑤ 消化管, 骨, 中枢神経, 胸・腹水の病変の有無

① 病理検査
② 免疫染色
③ LDH, アルブミン, 尿素窒素, カルシウム
④ サザンブロット検査
⑤ 消化管, 骨, 中枢神経, 胸・腹水の病変の有無

（著者作成）

図6：ATL の診断
　血清の抗 HTLV-1 抗体の検査で、確認検査が陽性であれば、ATL の可能性があります。
　ATL は、白血病化している場合（白血病タイプ）と白血病化せずリンパ節の腫れなどの腫瘍病変がある場合（リンパ腫タイプ）があります。白血病化している時は末梢血の異常リンパ球が成熟 T 細胞のマーカーを持っていることを確認します。リンパ節の腫れや腫瘍病変がある場合は外科的にリンパ節や腫瘍を摘出（生検）して、病理検査で末梢性 T 細胞リンパ腫の診断をします。いずれのタイプも腫瘍細胞の DNA 中に HTLV-1 が単クローン性に組み込まれていることをサザンブロット検査で確認すれば ATL の確定診断となります。

　ATL では、白血病化している場合と白血病化せずリンパ節の腫れなどの腫瘍病変がある場合があります。同時に両方の病変がみられることもまれではありません。白血病化しているときは末梢血の塗抹標本を顕微鏡でみて異常な

リンパ球の有無を確認します。その異常リンパ球をフローサイトメトリー検査＊で表面マーカーを検査し、成熟したＴ細胞の性質を持っていることを確認します。リンパ節の腫れや腫瘍病変がある場合は外科的にリンパ節や腫瘍を摘出して（生検と呼びます）、末梢性Ｔ細胞リンパ腫（成熟したＴ細胞の腫瘍）であることを病理検査で診断します。

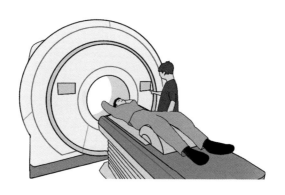

　キャリアの多い地域では、HTLV-1 キャリアから ATL 以外の白血病やリンパ腫が発病することもあるため、Ｔ細胞の腫瘍であることの証明はとても大事です。Ｔ細胞の白血病、リンパ腫のいずれの場合も、ATL の確定診断には、血清抗 HTLV-1 抗体が陽性で、白血病細胞やリンパ節などの腫瘍組織の病理検査で成熟したＴ細胞の腫瘍であると診断されたことに加え、その腫瘍細胞の中に原因ウイルスである HTLV-1 がいることをサザンブロット検査と呼ば

れる DNA 検査で確認する必要があります。HTLV-1 は、T細胞の染色体に存在する DNA のいろいろな場所に入り込みますが、HTLV-1 に感染した T 細胞が遺伝子変化を起こし、異常に増殖した状態が ATL です。腫瘍細胞の DNA を調べ、HTLV-1 が DNA に入り込んだ場所が同じである細胞が増加していることが証明されると、単クローン性増殖＊と診断できます。サザンブロット検査で、HTLV-1 に感染した T 細胞が一つの細胞由来（単クローン性）に増殖していることを証明することが ATL の確定診断となります。

　しかし、実際の医療現場では、DNA 検査がすべての場合において可能であるとは限りません。臨床的に ATL の特徴を備えていれば、HTLV-1 抗体陽性の T 細胞リンパ腫を ATL と診断して治療することもまれではありません。ATL は基本的には悪性リンパ腫ですので、ATL の病気の広がり（病期）を決定するために、リンパ腫の診断に用いる検査はほとんど同じように行います。全身のリンパ節の腫れを正確に診断するために全身リンパ節 CT 検査、必要に応じて超音波検査（エコー検査）、MRI 検査などを行います。最近は、PET（Positron Emission Tomography）検査も行うことが多くなっています。消化管の ATL 病変に対しては内視鏡検査（胃カメラ、大腸カメラ、必要なときは小腸カメラ）を行います。バリウムを用いた消化管造影検

査を行うこともあります。骨髄や脳脊髄液に ATL 細胞が入り込んでいるかどうかを調べるために、骨髄検査、腰椎穿刺検査や眼底検査も行います。

　これらの検査によって、病気の広がりやタイプ別分類（臨床病型分類）が可能になります。逆にこれらの検査は ATL の治療方針を決定するための臨床病型分類のために必須の検査となります。

【＊フローサイトメトリー検査って？】
細胞の１個１個にレーザー光を当てて、細胞表面にある抗原を定量的に測定し、細胞を識別する検査法です。

【＊単クローン性増殖って？】
一つの細胞が増えた（増殖した）ということ。モノクローナルともいいます。

　ATL と確定診断されると、タイプ別分類（臨床病型分類）を行います。ATL は、急性型・リンパ腫型・慢性型・くすぶり型の４つのサブタイプ（臨床病型）にわけられ（表２）（文献⑬）、そのどれであるかを判定します。

表2：ATL の臨床病型分類

	急性型	リンパ腫型	慢性型	くすぶり型
抗HTLV-1抗体	+	+	+	+
リンパ球数(x10⁹/L)		<4000	≧4000	<4000
異常リンパ球	+	≦1%	+	≧5%
花細胞	+	−	時折	時折
LDH			≦2N	≦1.5N
補正カルシウム値(mEq/L)			<5.5	<5.5
組織で確認されたリンパ節腫脹				−
腫瘍病変　　　　皮膚病変				±
肺病変				±
リンパ節		+		−
肝・脾腫大				−
中枢神経			−	−
骨			−	−
胸水・腹水			−	−
消化管			−	−

(Shimoyama M. Br J Haematol, 1991)

　ATL は、急性型・リンパ腫型・慢性型・くすぶり型の４つのサブタイプ（臨床病型）にわけられます。血液検査を含むいろいろな検査を行い、その検査結果を組み合わせて上記の臨床病型分類を行います。この分類は非常に複雑であり、専門医でも相当な注意が必要です。

　白血病化しているかどうか、リンパ節が腫れているかどうか、血清 LDH が増加しているかどうか、血清カルシウム値が増加しているかどうか、また白血病化している場合、ATL 細胞を含むリンパ球数が 4000/μL 以上であるかどうか、中枢神経・骨・胸膜・腹膜・消化管などの臓器に ATL 細胞が入り込んでいるかどうかなどでこの病型が決まります。皮膚や肺などに病気があってもなくても臨床病型は変わりません。この臨床病型分類は非常に複雑であり、血液

内科の専門医でさえ病型分類では苦労をしています。

　慢性型は、血清 LDH 値の上昇、血清尿素窒素（BUN）の上昇、血清アルブミン値の低下の３つが予後不良因子と呼ばれ、一つでもあると ATL 患者さんの予後は不良となります。この３つの検査のうち一つでも異常があると予後不良慢性型、３つとも正常な場合を予後良好慢性型といいます。

　ATL は、患者さんの治療方針を適切に決めるために、さらに二つのグループに分けられます。くすぶり型と予後良好慢性型をインドレントタイプ（ゆっくり進行するタイプ）、急性型・リンパ腫型・予後不良慢性型をアグレッシブタイプ（急激に病気が進行し、急いで治療が必要なタイプ）とわけます。アグレッシブタイプでは早急な治療開始が必要ですが、インドレントタイプでは病気が活動する（勢いを増す）までは、日本では慎重に様子をみること（経過観察）が標準治療となっています。したがって、インドレントタイプとアグレッシブタイプにわけることは、ATL 患者さんの治療方針を決める上でとても大切です。

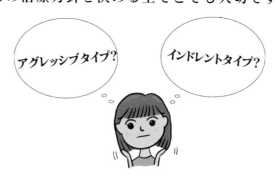

ATL 患者さんの予後は、ATL のタイプ（臨床病型）によっ
て異なります。くすぶり型や慢性型などのインドレントタ
イプの ATL では比較的予後良好ですが、急性型やリンパ
腫型などのアグレッシブタイプの ATL では生存期間が短
く、依然質の悪い病気です。以前は、急性型とリンパ腫型
の 4 年生存率は約 5％と非常に低いものでした。くすぶり
型では 4 年生存率が 60％を超えていますが、慢性型では
30％を下回る中等度の生存率でした（図 7）（文献⑬）。

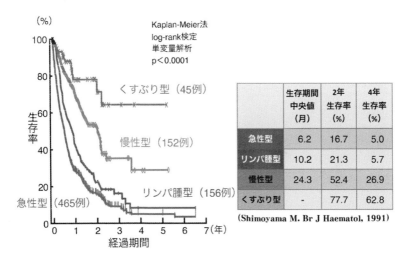

Kaplan-Meier法
log-rank検定
単変量解析
p＜0.0001

	生存期間中央値（月）	2年生存率（%）	4年生存率（%）
急性型	6.2	16.7	5.0
リンパ腫型	10.2	21.3	5.7
慢性型	24.3	52.4	26.9
くすぶり型	-	77.7	62.8

(Shimoyama M. Br J Haematol, 1991)

図 7：ATL 患者の臨床病型と予後
　1991 年に報告された ATL 患者さんの臨床病型と予後です。左の図は ATL
患者さんの生存曲線を示しています。この曲線が上にあるほうが患者さんの生
存率が高く、下にあるほど生存率が低いことを表しています。したがって、急
性型とリンパ腫型の ATL 患者さんの生存率は極めて低く、くすぶり型は比較的
生存率が良好ですが、慢性型は中間くらいの生存率です。

最近の発表でも、急性型とリンパ腫型の生存期間中央値＊は、8カ月と11カ月と生存期間は短いようです。しかしながら、造血幹細胞移植療法や新しい薬の登場により生存期間は延長してきています。一方、慢性型では32カ月、くすぶり型では55カ月とある程度長期生存は可能です（図8）（文献⑭）。

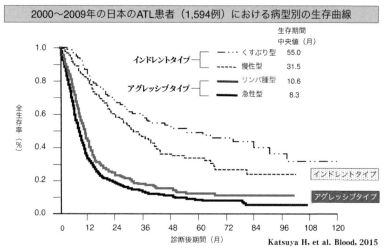

2000〜2009の日本のATL患者（1,594例）における病型別の生存曲線

	生存期間中央値（月）
インドレントタイプ ー・・・ くすぶり型	55.0
ー ー ー 慢性型	31.5
アグレッシブタイプ ━━ リンパ腫型	10.6
━━ 急性型	8.3

Katsuya H, et al. Blood, 2015

図8：ATL 患者の臨床病型毎の生存率
　2015年に報告された ATL 患者さんの臨床病型毎の生存率です。くすぶり型と慢性型のインドレントタイプは比較的生存率が高いのですが、急性型とリンパ腫型のアグレッシブタイプの生存率は依然非常に低いです。

【＊生存期間中央値って？】
中央値とは数値を小さな数値から順番に並べた時の真ん中の値です。数値が9個あれば5番目の数値が中央値です。数値

が10個あれば、真ん中は5番目と6番目になりますので、この2つの数値の平均値の5.5が中央値となります。生存期間中央値は全体の真ん中の患者さんが生存できる期間です。生存期間平均値に近いのですが、生存期間が極端に長い患者さんや短い患者さんがいた場合、平均値と中央値の期間が異なることもあります。統計的には中央値のほうがより全体を反映するということで、最近では平均値より中央値のほうがよく用いられます。

　日本では近年HTLV-1キャリア数は減少傾向にありますが、キャリアが高年齢化してATL発症のリスクの高い年齢に到達しており、ATL患者数の大きな減少はいまだみられていません。HTLV-1キャリア数は減少してきていますので、今後日本ではATL患者数が徐々に減少することが予想されています。最近の調査からわかるATL患者さんの特徴としては、1990年頃のATL平均発症年齢は約58歳でしたが、徐々に発症年齢が上昇し2010年代では約68歳とおよそ10歳年齢が上昇しています（図9A）。ATLと診断されたときの年齢と男女割合では、2012年〜2013年の全国調査で男女ともに60歳台と70歳台が大部分を占めています（図9B）。調査年ごとのATLのサブタイプ（臨床病型）では、2010年以降でくすぶり型や慢性型が増えています（図10A）。ATL患者さんの年代別の臨床病型では、70歳台、80歳以上の高齢者でリンパ腫型の比率が高くなっ

ています（図 10B）（文献⑮）。

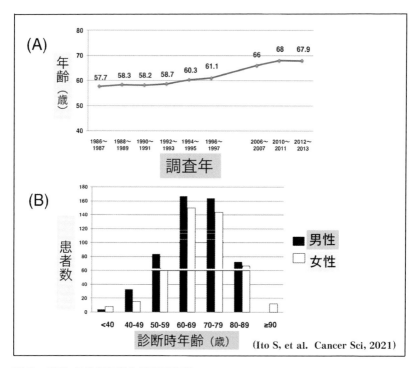

(Ito S, et al. Cancer Sci, 2021)

図9：ATL の発症年齢と診断時年齢
（A）　ATL の発症年齢：1980 年代の ATL 発症年齢の平均は約 58 歳でしたが、最近では徐々に上昇しています。
（B）　ATL の診断時年齢：2012 ～ 2013 年の ATL 患者の調査で診断時年齢は、60 歳台と 70 歳台が男女とも大部分を占めています。

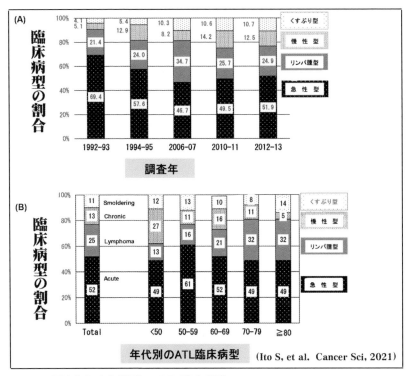

図10：調査年毎と年代別の ATL 臨床病型
（A） 調査年毎の臨床病型：1990 年代に比べ 2010 年以降ではくすぶり型や慢
性型 ATL の増加がみられています。
（B） 年代別の臨床病型：2012 ～ 2013 年の調査で 70 歳台、80 歳以上の高齢
者ではリンパ腫型 ATL が増加している。

　ATL 患者さんの診断された病院の所在地と出生地域では
九州、北海道、東北では診断された地域と出生地域は同じで
したが、近畿、中部で診断された患者さんの多くは九州出身
者でした。また、関東では九州と関東出身以外に北海道や東

北の出身者も比較的多くみられました（図11）（文献⑮）。

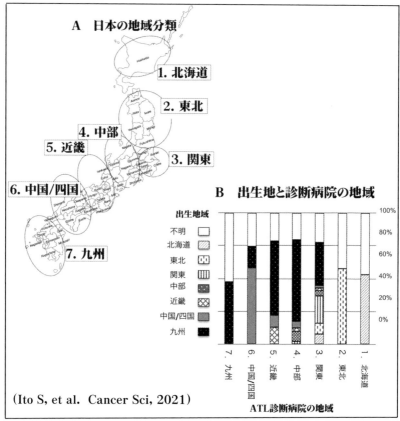

(Ito S, et al. Cancer Sci, 2021)

図11：ATL患者の出生地域と診断された病院の所在地域

（A）日本の地域分類：日本の地域を7つの地域に分類

（B）出生地と診断病院の地域：出生地のわかっているATL患者さんでは、九州、北海道、東北地域は出生地と診断された病院が全員同じでしたが、近畿、中部では九州出身者が多く、関東では九州と関東に加え東北や北海道などの出身者も比較的多くみられました。

第 2 章
ATL の治療について知りましょう

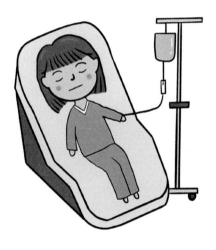

ATL にはどのような治療がある？

　ATL の治療には、化学療法（抗がん剤による治療）、造血幹細胞移植療法（骨髄移植、末梢血幹細胞移植、臍帯血移植の総称）、抗ウイルス療法、分子標的療法（抗体医薬、低分子治療薬を用いた治療）、免疫療法などがあります（図 12）。患者さんの年齢、ATL のタイプ（臨床病型）、全身状態（元気であるかどうか）、合併症や臓器障害があるかないかなどを考慮して、いろいろな治療法を組み合わせて治療を行います。

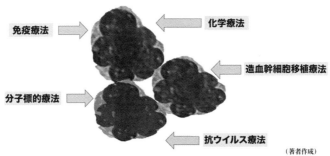

（著者作成）

図 12：ATL の治療法
　ATL 患者さんの治療は、化学療法（抗がん剤投与による治療）、造血幹細胞移植療法、抗ウイルス療法、分子標的療法、免疫療法などがあります。ATL 患者さんの年齢、全身状態、内臓機能、合併症の有無などを考慮してこれらの治療を組み合わせて行います。

　ATL と診断されたら、病気の勢いを表す ATL のタイプ分類（臨床病型分類）でどのタイプに入るかを決めること

が最も大事です。すぐ治療を必要とする病気の勢いの強い
タイプであるアグレッシブタイプ＊と、ゆっくりと病気が
進行するインドレントタイプ＊では全く治療方針が異なり
ます。日本血液学会では、ATL のタイプ別に治療の進め
方（治療アルゴリズム）を提案しています（図 13）。すぐ
に治療が必要なアグレッシブタイプでは、抗がん剤治療（化
学療法）を開始します。化学療法を行った後に、年齢、治
療効果、全身状態、臓器機能や合併症の有無などを考慮し
て、可能な患者さんに対して同種造血幹細胞移植を行いま
す。同種造血幹細胞移植の適応は、一般的には 70 歳以下で、
抗がん剤による治療効果が得られていて、全身状態のよい
患者さんが良い対象となります。

【ATL のタイプって？】
＊アグレッシブタイプ：急性型、リンパ腫型、予後不良慢性
型が含まれ、症状が強く、早急に抗がん剤治療を始める必要
がある病気の勢いの強い ATL を指します。
＊インドレントタイプ：くすぶり型と予後良好慢性型が該当
します。皮膚症状などがあれば皮膚科的な治療を行いますが、
全く症状がない時は病気の勢いがあるアグレッシブタイプに
移行するまでは治療を行わずに様子を見ていくことが多い、
増殖の遅い ATL を指します。

　ATL の治療アルゴリズム（治療方針）を図 13 に示しま
す。くすぶり型、予後良好慢性型などのインドレントタイ

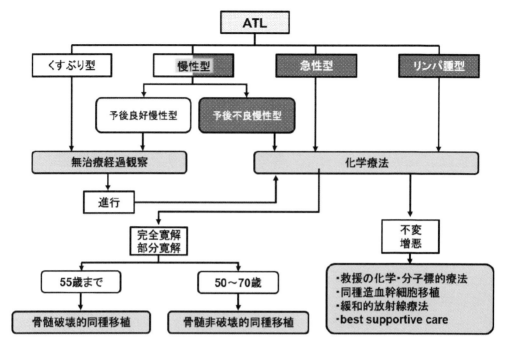

造血器腫瘍診療ガイドライン　2018年版補訂版［2020年4月］より改変

図13：ATLの治療アルゴリズム
　日本血液学会の取りまとめた造血器腫瘍診療ガイドライン 2018 年版に記載されている ATL の治療の進め方（治療アルゴリズム）を示します。

プは、増悪して急性型などに進行するまでは慎重に経過観察します。急性型、リンパ腫型、予後不良慢性型などのアグレッシブタイプは、病気の勢いをコントロールするためにまず抗がん剤治療（化学療法）を行います。70歳以下で、全身状態のよい患者さん（合併症や内臓の働きなどに大きな異常のない患者さん）では、抗がん剤治療の開始と同時に同種造血幹細胞移植の準備を行います。抗がん剤治療に

効果があり、移植に必要なドナーが見つかったときは、できるだけ早めに同種移植を行います。移植前の治療（移植前処置と呼びます）は、患者さんの年齢によって異なります。

　治療効果の得られなかった患者さんは、救援化学療法、新しい薬剤の使用、緩和治療など患者さんの生活の質（QOL: quality of life）を考慮して治療を行います。

化学療法（抗がん剤治療）とは

　抗がん剤治療には、注射剤で行う治療、内服薬（飲み薬）で行う治療、一つの薬（単剤）で行う治療、複数の薬を用いる治療（併用治療）、また、注射と飲み薬を組み合わせる治療があります。患者さんの年齢や全身状態、生活の質（QOL: Quality of life）の維持などを考えて、抗がん剤治療の選択を行います。

　最初に行う治療を寛解導入治療、効果を維持するために行う治療を維持治療、再発・再燃したときに行う治療を救援治療（サルベージ治療）といいます。

　ATL は発見された当時から非常に質（たち）の悪い病気であるとされていたので、ATL と診断されるとすぐに抗がん剤治療が行われました。ATL の発見時は臨床病型分類もなく、臨床病型ごとの ATL の特徴がよくわかって

いなかったため、ATL と診断されるとすぐに強力な抗が
ん剤治療が行われました。すぐに抗がん剤治療をしないほ
うがよい患者さんにまで強力な治療がなされ、かえって合
併症などで生存期間を短くした患者さんもいました。その
後、ATL にはアグレッシブタイプとインドレントタイプ
があることがわかり、それぞれのタイプに応じた治療を行
うこととなりました。

　ATL に対する抗がん剤治療は、はじめは他の悪性リン
パ腫と同じ治療法で行われました。初期の ATL 患者さん
に対する化学療法の治療成績は、病気が見かけ上消える、
いわゆる完全寛解という状態にたどり着く割合である完全
寛解率が 10 ～ 36％、患者さんの生存期間中央値（半分の
患者さんが生存できる期間のこと）が 3 ～ 8.5 カ月と、非
常に生存期間が短い治療結果でした（表3）。

表3：　ATL に対する化学療法の成績

発表者	症例数 （名）	完全寛解率 （%）	生存期間 中央値（月）	治療法
牧野ら (日癌治, 23:1988)	10	10.0	6.3	CV'P
Gillら (N Engl J Med, 332:1995)	19	26.0	3	インターフェロン, ジドブジン
魚住ら (Leuk Lymph, 18:1995)	43	20.9	6	RCM
田口ら (J Acquir Immune Defic Syndr Hum Retrovirol, 13:1996)	83	35.8	8.5	CHOP-V-MMV
松下ら (Leuk Lymphoma, 36:1999)	79	31.0	7.1	OPEC/MPEC

CV'P：シクロホスファミド、ビンデシン、プレドニゾロン
RCM：8剤の抗がん剤を用いて週に4剤ずつ抗がん剤を使用し繰り返す治療法
CHOP-V-MMV：8剤の抗がん剤を分割投与して4週間ごとに繰り返す治療法
OPEC/MPEC：ビンクリスチン（メトトレキサート）、プレドニゾロン、エトポシド、シクロ
ホスファミド　　　　　　　　　　　　　　　　　　　　　　　　　（著者作成）

　ATL 患者さんに対する初期の化学療法の治療成績は、完全寛解率が 10 〜 36% で、患者さんの生存期間の中央値は 3 〜 8.5 カ月と非常に不良でした。

　ATL 患者さんとその他のリンパ腫患者さんでは、抗がん剤治療での生存率が大きく異なっていました。ATL 患者さんの生存率は他のリンパ腫患者さんより低く、同じ治療法での治療開発は適切でないとの判断から ATL 独自の治療開発が行われるようになりました。国立がんセンターを中心とした日本臨床腫瘍研究グループ（JCOG）のリンパ腫治療研究グループ（Lymphoma Study Group: LSG）で行っていた治療開発の 11 番目の治療として、初めて ATL

患者さんだけを対象とする臨床試験（LSG11 療法）を行いました。当時の新しい抗がん剤、デオキシコホルマイシン（商品名：コホリン®）を含む多種類の抗がん剤を用いる多剤併用療法でしたが、ATL 患者さんの生存率の改善は得られませんでした。

　その後、長崎大学で行われていた多くの抗がん剤を組み合わせた多剤併用療法（VCAP-AMP-VECP 療法）をリンパ腫研究グループで取り上げ、15 番目の治療として臨床試験（LSG15 療法）を行いました。この治療法によってアグレッシブ ATL 患者さんの生存期間中央値が初めて 1 年を超えることができました。

　続いて、この LSG15 療法を少し変更した修正 LSG15 療法（表 4）と、非ホジキンリンパ腫の標準治療であった CHOP 療法（オンコビン、エンドキサン、アドリアシン、プレドニゾロン）（表 5）を 2 週間サイクルで行う Bi-Weekly CHOP 療法との無作為比較試験＊を行いました。この試験では、修正 LSG15 療法が Bi-Weekly CHOP 療法に比べ生存率が優れていました（文献⑯）。その結果、日本では 70 歳以下の ATL 患者さんには修正 LSG15 療法が最も推奨される治療となりました。

　修正 LSG15 療法とは、日本臨床腫瘍研究グループ（JCOG）のリンパ腫研究グループ（LSG）で 15 番目に開発した治療法である LSG15 療法の 8 クールを 6 クールに減らした治療法です。

表4：修正LSG15療法

薬剤名	投与量	投与法	投与スケジュール(投与日) 1	8	15	16	17	22	29
治療A									
オンコビン注	1 mg/m²	静注	↓						↓ 2サイクル目
エンドキサン注	350 mg/m²	点滴	↓						↓
アドリアシン注	40 mg/m²	点滴	↓						↓
プレドニゾロン錠	40 mg/m²	経口	↓						↓
治療B									
アドリアシン注	30 mg/m²	点滴		↓					
サイメリン注	60 mg/m²	点滴		↓					
プレドニゾロン錠	40 mg/m²	経口		↓					
治療C									
フィルデシン注	2.4 mg/m²	静注			↓				
ペプシド注	100 mg/m²	点滴			↓	↓	↓		
パラプラチン注	250 mg/m²	点滴			↓				
プレドニゾロン錠	40 mg/m²	経口			↓	↓	↓		
キロサイド注	40 mg/body	髄注						↓	
メソトレキセート注	15 mg/body	髄注						↓	
プレドニン注	10 mg/body	髄注						↓	

(Tsukasaki K, Utsunomiya A, et al. J Clin Oncol, 2007 より作成)

　治療A，B，Cの3種類の治療を28日毎に6サイクル繰り返します。髄膜白血病予防にキロサイド注40mg、メソトレキセート注15mg、プレドニン注10mgをサイクル2と4の前日に髄腔内投与します。

表5：Bi-weekly CHOP療法

薬剤	投与量	投与方法	投与スケジュール（投与日） 1	2	3	4	5
オンコビン注	1.4 mg/kg	点滴	↓				
エンドキサン注	750 mg/m²	点滴	↓				
アドリアシン注	50 mg/m²	点滴	↓				
プレドニゾロン錠	100 mg/body	経口	↓	↓	↓	↓	↓

　14日毎に8サイクル繰り返します。
　修正LSG15療法と同様に髄膜白血病予防の髄腔内抗がん剤投与を2, 4サイクルの前日に行います。通常3週間ごとに行うリンパ腫の標準治療であるCHOP療法を2週間ごとに行う治療法です。

【＊無作為比較試験って？】
無作為で（意図的ではなく）患者さんの治療の選択を行い、どちらの治療法が優れているかを統計的に決める試験のことです。治療法の確立には非常に重要な方法です。

　鹿児島県におけるアグレッシブATL患者さんの2000年頃までの抗がん剤による治療成績は、2年生存率が18％、5年生存率が8％、患者さんの生存期間中央値が9カ月でした（文献⑰）。日本臨床腫瘍研究グループのリンパ腫グループで開発した修正LSG15療法とBi-Weekly CHOP療法の3年生存率は、それぞれ24％と13％でした。修正LSG15療法はCHOP療法に比べ生存率が優れていましたが、治療中の白血球数の減少や血小板数の減少などの副作用が多くみられ、また入院期間が長くなることが問題でした。55歳以下の患者さんでは修正LSG15療法の生存率が勝っていましたが、56歳以上の患者さんでは2つの治療法の間でまったく差がみられませんでした（文献⑯）。
　現在、アグレッシブATLの患者さんの抗がん剤治療としては、修正LSG15療法（表4）とCHOP療法（表5）が最も多く用いられています。どちらの治療を行うかは、患者さんの年齢や全身状態（元気具合）、造血幹細胞移植を行う予定があるかどうかなどでも異なります。
　年齢や体力などが原因で強力な抗がん剤治療が行えない

ATL 患者さんに対しては、抗がん剤の投与量を減らした
り内服薬の抗がん剤治療を行ったりします。病気が皮膚に
限っている時は紫外線治療が多く行われます。
　いずれにしても主治医の先生と十分に相談の上、治療を
決めることが大切です。

造血幹細胞移植療法とは

　造血幹細胞移植＊は、最初に骨髄移植から始まりまし
た。骨髄の中には赤血球、白血球、血小板のもとになる細
胞（造血幹細胞と呼ばれます）が存在します。白血病細胞
やリンパ腫細胞をも含んでいる骨髄細胞を大量の抗がん剤
や放射線照射によってほぼ全滅させ、その後に造血幹細胞
（骨髄液）の静脈内投与を行って造血を回復させる治療法
です。できるだけ骨髄の中の血液がん細胞を減らした状態
の自分の骨髄細胞を事前に採取して凍結保存しておき、そ
の骨髄細胞（造血細胞）を用いて行う治療を自家骨髄移植、
自分以外の正常な人の骨髄細胞を用いる治療を同種骨髄移
植と呼びます。同種骨髄移植を行うには、HLA ＊の一致
した人（ドナー）からの造血幹細胞の提供（骨髄提供）が
必要になります。同種移植では血のつながりのある血縁移
植とつながりのない非血縁移植があります。同種骨髄移植
では、骨髄細胞を凍結しないで採取後速やかに静脈内投与

を行うことが一般的です。

　同種骨髄移植は、白血病を中心とした血液がん（白血病、悪性リンパ腫、多発性骨髄腫など）や造血不全である再生不良性貧血の治療として、患者さんの骨髄細胞と自分以外の正常な人の造血幹細胞を入れ替える治療法です。静脈注射した人の造血幹細胞が造血（赤血球、白血球、血小板などの血を造ること）を始めるには患者さんの造血をなくすことが必要で、抗がん剤や全身放射線照射などの移植前治療（前処置ともいいます）を強力に行った後に人の造血幹細胞を静脈注射します。移植といっても、実際は造血幹細胞を含む輸血と同じです。

　造血幹細胞移植を行うのに必要な造血幹細胞は、骨髄以外にも末梢血や臍帯血の中にも存在します。これらの細胞を用いて移植を行いますが、用いる幹細胞の種類によって骨髄移植、末梢血幹細胞移植、臍帯血移植と呼ばれます（図14）。骨髄移植と末梢血幹細胞移植は自家移植と同種移植の両方がありますが、臍帯血移植は同種移植だけです。

　また、前処置には、治療の強さによって骨髄破壊的前処置と骨髄非破壊的前処置の2つの方法があります。骨髄非破壊的前処置で行う移植のことをミニ移植といいます。

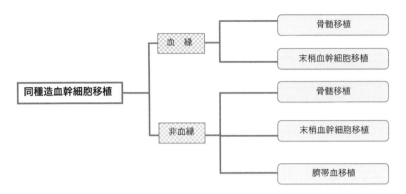

図14：同種造血幹細胞移植の種類
　同種造血幹細胞移植には血縁移植と非血縁移植があり、それぞれ骨髄移植と
末梢血幹細胞移植があります。また、非血縁移植の中には臍帯血移植もあり、
最近増加傾向にあります。

【＊造血幹細胞移植って？】
骨髄移植、末梢血幹細胞移植、臍帯血移植のすべてを含めた
治療のことを意味します。

【＊HLAって？】
白血球をはじめとする全身の細胞に存在するヒト白血球抗原
（Human Leukocyte Antigen）のことです。白血球の表面にある
抗原（目印）で、自己（自分）と非自己（他人）を区別する
上で最も重要な抗原です。
造血幹細胞移植を行う上でHLA型の一致は大切なポイントで
す。

1984 年　自家骨髄移植

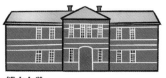

熊本大学

1984 年　同種骨髄移植

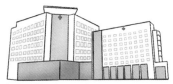

名古屋第一赤十字病院

　ATL 細胞においては、抗がん剤による薬剤耐性（抗がん剤が効かなくなる現象）の問題があり、化学療法だけでは ATL 患者さんの治療には限界があることがわかりました。そのため超大量の抗がん剤投与と全身の放射線治療を組み合わせた前処置を行った後、正常な造血幹細胞を輸注する造血幹細胞移植治療に期待がかかりました。ATL 患者さんに対する造血幹細胞移植は、1984 年に熊本大学で自家骨髄移植、同年名古屋第一赤十字病院で同種骨髄移植が行われました。

　その後、ATL 患者さんに対しての自家移植は再発が多いため、あまり行われなくなりました（文献⑱）。同種移植も最初は再発と移植後合併症により、よい結果は得られませんでした。しかし、私たちが行った、同種移植を受けた 10 名の ATL 患者さんの調査では、5 名の患者さんが再発なく元気に生存されていることが確認されました。これを 2001 年に発表（文献①）してから、同種移植が ATL 患者さんの生存率を改善させる可能性があるということで、

移植による治療が盛んに行われるようになりました。

　造血幹細胞移植の直前に行う前処置には、超大量の抗が
ん剤や全身放射線治療など骨髄の細胞を全滅させる治療
（骨髄破壊的前処置）と、抗がん剤や放射線治療の量を減
量して行う治療（骨髄非破壊的前処置）があります。前者
で行う移植を骨髄破壊的移植、後者で行う移植を骨髄非破
壊的移植（いわゆるミニ移植）と呼びます。ミニ移植では、
使用する抗がん剤の量を減らす代わりに免疫抑制作用の強
い薬を同時に使用します。また、非常に少ない量の全身放
射線治療をしばしば併用します。使用する抗がん剤や放射
線照射の量が少ないので、50 歳以上の高年齢や臓器の機
能が低下している患者さんでも実施可能です。平均発症年
齢が約 68 歳と高年齢での発症が多い ATL では、特にミニ
移植に期待が寄せられています。前治療で使用する抗がん
剤の量が少ないので移植関連死亡率は低いのですが、移植
後の ATL 再発がやや多いことが問題点です。

　ATL 患者さんに対する臍帯血移植は、当初血縁者間で
の HLA 一致の骨髄移植・末梢血幹細胞移植や骨髄バン
クからの非血縁者間骨髄移植に比べ、生存率が劣ってい
ました。しかし、初期の臍帯血移植は寛解が得られてい
ない ATL 患者さんへ行う割合が高く、このことが移植後
の生存率の低下と結びついていました。その後、寛解期
の ATL 患者さんに行った臍帯血移植では、期待できる生

存率が得られることがわかりました。最近では寛解期の
ATL 患者さんに対する臍帯血移植は、骨髄移植や末梢血
幹細胞移植など他の移植に比べ差がなくなってきていま
す。

　臍帯血移植は、臍帯血がすでに凍結保存されており、患
者さんの移植が必要な時期に一番よいタイミングで移植が
可能であるという利点があります。近年、移植を計画する
ATL 患者さんには同胞のドナー候補が少なく、骨髄バン
クからの移植では移植をコーディネートするのに時間がか
かりすぎることもあって、当院の ATL 患者さんの移植で
は臍帯血移植が主流となってきています。当院でも寛解期
の ATL 患者さんの臍帯血移植成績は、他の幹細胞源での
移植と差がなくなってきています（文献⑲）。

　ATL 患者さんに対する同種造血幹細胞移植の治療成績
は、他の血液がんよりは劣りますが、徐々に改善してきて
います。すべての ATL 患者さんに同種移植が可能ではあ
りませんが、ATL の治癒を目指す治療としては最も可能
性の高い治療です。日本造血細胞移植学会の全国集計で
は、ATL 患者さんの移植後の長期生存率は、5 年生存率約
30％、10 年生存率約 25％と発表されています（図 15）。
他の白血病患者さんの移植後の生存率は 40-50％ですの
で、それに比べると低いです。ATL 患者さんの病気の発
病する年齢が高いことも、移植後の生存率が低いことと関

連していると考えられます。

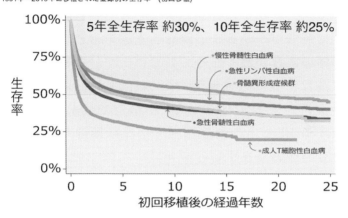

移植後の成績
●●●白血病●●●

1991年～2019年に移植された登録例の生存率　(初回移植)

5年全生存率 約30%、10年全生存率 約25%

慢性骨髄性白血病
急性リンパ性白血病
骨髄異形成症候群
急性骨髄性白血病
成人T細胞性白血病

生存率

初回移植後の経過年数

日本造血細胞移植データセンター/日本造血細胞移植学会　　平成30年度全国調報告書

図 15：ATL 患者の同種移植後の生存率
　日本造血細胞移植学会より公表されている ATL 患者さんに対する同種造血幹細胞移植後の生存率を示します。ATL は他の血液がんより移植後の生存率は劣っています。

　ATL 患者さんの移植の対象年齢としては 70 歳以下が一般的で、診断からできるだけ 100 日以内に移植を行うことが生存率の向上につながっているようです。患者さんの年齢が 55 歳以上ではミニ移植を行うことが多いです。移植に用いる幹細胞は、最初は骨髄細胞から始まりましたが、末梢血幹細胞や臍帯血を用いる移植法が登場し、最近

では臍帯血移植の割合が多くなってきています。提供する
ドナーさんも兄弟を中心とした血縁者間移植から始まりま
したが、骨髄バンクからの非血縁者間移植も行われるよう
になりました。しかし骨髄バンクを介した移植はコーディ
ネートに時間がかかることから、上述の通り、近年では臍
帯血移植の割合が高くなってきています。血縁者間移植で
は、以前は白血球の血液型である HLA が一致したドナー
からの提供がほとんどでしたが、最近では HLA が半分だ
け一致する HLA 半合致移植（ハプロ移植）も行われるよ
うになりつつあります。

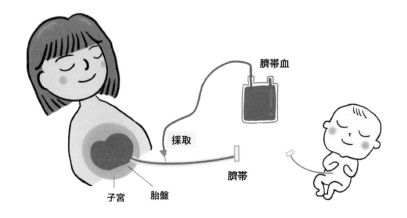

臍帯血

採取

臍帯

子宮　胎盤

抗ウイルス療法とは

　1996 年頃、海外からヒト免疫不全ウイルス（HIV）の

治療薬であるジドブジンとインターフェロンの併用治療が
ATL に対して有効であるとの報告がありました。ジドブ
ジンはエイズウイルス、インターフェロンは肝炎ウイルス
の治療薬であり、この併用療法は抗ウイルス療法と呼ばれ
ています。しかし、この併用療法が HTLV-1 ウイルスの増
殖を抑えるのか、ATL 細胞を抑えるのかはよくわかって
おらず、本当の意味での抗ウイルス治療といえるかどうか
ははっきりしていません。

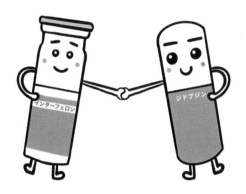

　その後、欧米では ATL の患者さんに対してこの２つの
薬剤の併用治療が中心に行われました。慢性型やくすぶり
型などのインドレントタイプの ATL では非常に高い有効
性が認められ、注目を浴びましたが、海外でもリンパ腫
型 ATL では奏効率が低く、効果は認められませんでした。
一方、急性型 ATL においてはジドブジンとインターフェ

ロン併用療法が化学療法よりすぐれており、海外では急性型・慢性型・くすぶり型などの白血病タイプの ATL の標準的治療法であると位置付けられました（文献⑳）。しかし、急性型 ATL 患者さんに対するこの抗ウイルス療法での生存率は、日本での抗がん剤の生存率よりも低く、日本ではアグレッシブタイプの ATL 患者さんの治療に用いることには否定的です。

また、日本ではジドブジンとインターフェロンの 2 つの薬は ATL 患者さんには保険承認されておらず、ATL 患者さんに対して保険診療はできません。海外では急性型・慢性型・くすぶり型などの白血病タイプの ATL に有効であるとされていますが、日本の治療成績と比較すると、海外での急性型 ATL に対する化学療法の成績は日本よりはるかに劣っています。急性型 ATL 患者さんの治療に限れば、欧米のジドブジンとインターフェロンの併用治療よりも日本の化学療法の治療成績のほうが優れており、日本ではアグレッシブ ATL の治療にジドブジンとインターフェロンの併用治療は期待が薄いと判断されました。

一方、インドレントタイプ ATL は、ゆっくり進行するため日本では慎重な経過観察とされています。しかし患者さんの長期生存率は高くなく、海外でのジドブジンとインターフェロンの併用治療の素晴らしい生存率が無視できないということで、日本ではインドレントタイプの ATL（く

すぶり型と予後良好慢性型）患者さんを対象に、現在この併用治療の臨床試験が行われています。この試験により、抗ウイルス療法の真の有効性が明らかにされることが期待されています。

分子標的治療とは

　からだの細胞の中に存在するとても小さな単位のことを分子といいます。がん細胞や白血病細胞は、正常な細胞に比べて、ある種の遺伝子やたんぱく質に多く異常が認められます。また、がんの種類によってその異常が特徴的に多く存在することが突き止められています。それらの異常は、非常に小さな単位、分子の異常としてとらえられています。

　異常な分子を選択的に攻撃することで、できる限り正常な細胞に影響を及ぼさずにがん細胞を攻撃する薬のことを分子標的薬と呼びます。この分子標的薬を用いて行う治療のことを分子標的治療と呼びます。

　分子標的治療には、抗体を用いる抗体療法と低分子薬物療法があります。抗体療法とは、異常分子ががん細胞の表面にみられる場合、その異常分子を攻撃する抗体によって治療する治療法です。低分子薬物療法とは、細胞の中に異常蛋白が分子レベルで存在する場合、その異常分子に対し

て選択的に攻撃する薬剤（低分子薬剤）を用いる治療です。ATL 患者さんに対してもがん細胞の表面に存在するがん特異抗原（ATL 細胞に特別に多くみられる抗原分子）に対する抗体医薬を用いる治療と異常分子に対して攻撃する非常に小さな分子の薬（低分子薬剤）を用いる治療があります。

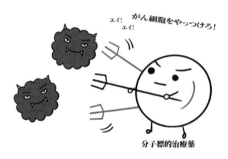

エイ! エイ! がん細胞をやっつけろ!

分子標的治療薬

　日本で使用可能な抗体治療薬には、抗 CCR4 抗体であるモガムリズマブ（商品名：ポテリジオ®）と抗 CD30 抗体と抗がん剤を結合させたお薬であるブレンツキシマブ ベドチン（商品名：アドセトリス®）があります。

　ATL 治療で代表的な抗体医薬といえば、モガムリズマブが挙げられます。約 90％の ATL 患者さんの ATL 細胞の表面に CCR4 ことケモカインレセプター 4 がみられます。その CCR4 を標的とした抗体医薬が抗 CCR4 抗体、モガムリズマブです。再発・再燃した ATL 患者さんに対して単剤で有効性が確認され、保険承認が得られました。未

治療の ATL 患者さんでは、他の抗がん剤との併用で有効性が認められ、承認されています。モガムリズマブは、造血幹細胞移植療法の対象とならない高年齢の ATL 患者さんでは生存率が改善することが確認されています。

　一方、同種移植を行った ATL 患者さんでは、移植前にモガムリズマブを使用すると移植後の重症急性 GVHD ＊の発症頻度が増加し、生存率が低下します。同種移植を予定している ATL 患者さんでのモガムリズマブの使用は、末梢血の ATL 細胞がどうしても消えないときに 1 〜 2 回くらいまでの少ない回数の使用にとどめ、モガムリズマブの最後の投与から 50 日以上空けて移植をすることが望ましいとされています。このように同種移植を予定している ATL 患者さんでの使用には注意が必要です。

【＊ GVHD って？】
graft-versus-host disease（移植片対宿主病）の略ですが、同種造血幹細胞移植後に起こる免疫反応です。移植に用いたドナーさんのリンパ球が患者さん（レシピエントといいます）のからだの細胞を攻撃する免疫反応で、急性と慢性があります。GVHD 反応が強すぎると患者さんは臓器機能が失われて死亡することがありますが、軽い GVHD 反応は白血病細胞を抑える力があり、かえって病気の再発を防ぐよい結果をもたらすことも知られています。

　最近 ATL 患者さんに使用可能になった抗体薬、ブレ

ンツキシマブ ベドチン（商品名：アドセトリス®）は、ATL 細胞の表面に発現する CD30 に対するモノクローナル抗体に細胞分裂で重要な役割を果たしている微小管の阻害作用を持っている抗がん剤（モノメチルアウリスタチン E）を結合させた抗体薬物複合体です。ブレンツキシマブ ベドチンは、ATL 治療薬に承認されて間もありません。したがって、正確な有効率などはまだわかりませんが、CD30 陽性の ATL 患者さんでの効果が示されつつあり、期待されています。

　低分子治療薬とは、がん細胞内にみられる異常分子に対して、小さな分子量の薬剤（低分子治療薬）で異常分子をコントロールして、がん細胞の増殖を抑える治療法です。低分子治療薬にはヒストン脱アセチル化阻害剤とメチル化阻害剤があります。

　ヒストン脱アセチル化阻害剤は、リンパ腫や多発性骨髄腫の治療薬として使用されていますが、最近ツシジノスタット（商品名：ハイヤスタ®）が ATL 治療薬として日本で保険承認が得られました。経口薬（飲み薬）で、高齢者や病期の進行が緩慢な ATL 患者さんへの治療効果が期待されています。メチル化阻害剤としてはバレメトスタットがあり、日本での承認に向けた臨床試験（治験）が終了し、2022 年 9 月 26 日製造販売承認が得られ、12 月 20 日に発売されました。

免疫療法とは

　急性白血病では、重症感染症の治療後に白血病が自然に
よくなる（寛解に入る）ことがあります。ATL においても、
リンパ節生検＊した後や重症感染症の治療の後に抗がん
剤治療（化学療法）がなくても腫大したリンパ節が自然に
縮小すること、また、リンパ節の縮小と同時に末梢血中の
ATL 細胞が減少あるいは消失する自然寛解がみられるこ
とがあります。実際に私たちもこのような ATL 患者さん
を複数経験しています。私たちが経験した ATL 患者さん
は、白血球数は数万まで増加し、血清 LDH が増加してい
ることで予後不良慢性型と診断された患者さんでした。入
院して精密検査を行っている間に増加した末梢血の ATL
細胞は徐々に減少し、その後、ATL 細胞は末梢血から完
全に消失し、完全寛解（見かけ上、病気がすべて消えるこ
と）となりました。それから 17 年以上再発することなく
元気に過ごされ、自然に ATL が治癒したと考えられまし
た。また、別な慢性型 ATL の患者さんで自然軽快した後
に HTLV-1 関連脊髄症（HAM）を発症されたケースも経
験しています。さらに HAM 発症から約 20 年後に今度は
急性型 ATL を発症しましたが、この患者さんは ATL とい
う血液がんが抗がん剤治療なしで自然に、つまり自分のか

らだの中の免疫現象で軽快したと考えられます。

　このように ATL では、自然寛解と呼ばれる自然によく
なる現象が他のがんより多くみられます。自然によくなっ
た後に急性型 ATL を発症したりすることがあることから
患者さんが全員治癒するわけではありません。最初の患者
さんのように治癒と思われるケースは非常にまれであると
考えられます。しかしながら、ATL が自然によくなる現
象は、からだの中の免疫反応が大きく関係しており、ATL
患者さんに対して免疫療法の効果を期待させてくれます。

【＊リンパ節生検って？】
診断のために腫大したリンパ節を取り出すことで、生検と呼
ばれます。

　自然によくなる ATL 患者さんがいることから、ATL では、
自分のからだの中に ATL 細胞を死滅させる免疫の働き（機構）
が存在していることがわかっています。このからだの中の免
疫の働きを ATL 患者さんの治療に利用する治療が免疫療法で
す。現在、ATL の患者さんに対して多くの免疫治療研究がな
されています。

　ATL に対する免疫療法として（1）免疫チェックポイント阻
害剤、（2）樹状細胞ワクチン療法、（3）CAR-T 細胞療法など
があります。

■免疫チェックポイント阻害剤

　がんに対する免疫の中で、自分の一部のリンパ球（細胞傷害性 T 細胞）が自分のがん細胞を死滅させる働きを持っていることが知られています。これらは、がん免疫に非常に大事なリンパ球です。しかし一方で、からだの中には免疫が暴走しないようにブレーキをかける仕組みがあります。その一つが免疫チェックポイントと呼ばれる分子で、細胞傷害性 T 細胞の働きの邪魔をします。免疫チェックポイント分子は、がんに対する免疫が強く働かない理由の一つにもなっています。免疫チェックポイント分子の働きを抑えて、がんに対する免疫の強化を図る目的のお薬が、最近登場した免疫チェックポイント阻害剤です。免疫チェックポイント阻害剤は進行したがん治療の有望な治療薬（ニボルマブ、商品名オプジーボ®）として、皮膚がんや胃がん、ホジキンリンパ腫などで保険承認が得られ、現在治療に用いられています。ATL 患者さんに対しても有効な可能性があり、日本で医師主導の臨床試験が進行中です。

■樹状細胞ワクチン療法

　その他に自分の血液細胞を用いたワクチン療法の開発も行われています。アグレッシブ ATL 患者さんの寛解期の

自家末梢血単核細胞（白血球の中の核が1個の細胞を単核細胞と呼びます）を採取し、その細胞から樹状細胞＊を誘導し、HTLV-1 Tax ペプチドで刺激して樹状細胞ワクチンを作成します。作成した樹状細胞ワクチンを寛解期のATL患者さんに皮下投与してATL細胞に対する免疫を活性化させ、残っているATL細胞を死滅させる治療法です。現在医師主導の治験中であり、その安全性と有効性の確認を行っています。

【＊樹状細胞って？】
血液の中に存在する免疫細胞の一部で、特異的な抗原を取り込み、取り込んだ抗原を提示することにより、がん細胞を強く攻撃するリンパ球を教育する免疫の司令塔のような役割を果たす細胞です。

■ CAR-T 細胞療法

　CAR-T 細胞療法とは、遺伝子工学技術によってがん細胞を攻撃できるように改変したT細胞を用いた免疫療法です。人工的にCAR（キメラ抗原受容体：chimeric antigen receptor）を発現できるようにしたT細胞をCAR-T細胞といいます。CARは特定のがん抗原を認識できるようにつくられており、CARを発現したCAR-T細胞はがん細胞を攻撃できるようになります。このCAR-T細胞を患者さんに投与し、がんを治療する方法がCAR-T細胞療法で

す。ATL 細胞上の抗原を認識する CAR-T 細胞を作成し、作成した CAR-T 細胞を用いた治療が ATL 患者さんの新規治療として検討されています。

その他の治療のこと

　ATL 患者さんに自然界に多く存在するアミノ酸の一つである 5 アミノレブリン酸を経口投与すると、ATL 細胞に取り込まれ、その代謝産物（プロトポルフィリン IX）が ATL 細胞内に溜まります。プロトポルフィリン IX が蓄積した ATL 細胞に可視光線を照射すると ATL 細胞が死滅することを私たちは発見しました（文献㉑）。正常のリンパ球ではプロトポルフィリン IX の蓄積が非常に少なく、正常細胞への影響は少ないと考えられます。この原理を利用して、現在私たちは光線治療の臨床試験を準備中です。
　このように、さまざまな治療法が臨床試験も含め模索されていますが、現時点では ATL の治癒を目指すには、可能な限り同種造血幹細胞移植を行うことを考慮します。しかしながら、移植治療関連合併症の頻度はいまだ高く、安全で有効性の高い移植治療の確立が望まれています。また、高年齢や合併症、臓器障害など造血幹細胞移植の対象とならない患者さんが半分以上を占めています。移植以外の新しい薬の適切な使用や開発中の免疫療法などが加わる

ことによって、生活の質（QOL）を低下させることなく治療が可能になる日が近い将来訪れることが期待されます。

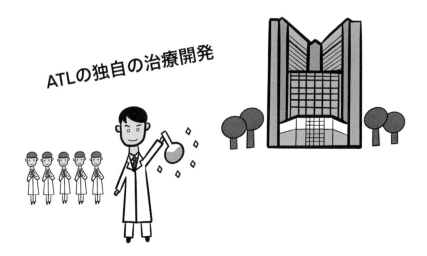

ATLの独自の治療開発

第3章
これが知りたい！　よくあるＱ＆Ａ

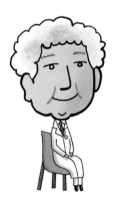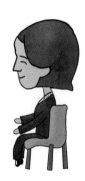

Q1 セカンドオピニオンを受けてみたいけれど、実際にどのような手続きをして受診できるのか教えてください。

　ATL 患者さんの治療についてのセカンドオピニオンは非常に重要です。ATL は治癒率が低い病気で、しっかりしたエビデンスに基づいた治療法は確立されていません。そこで、できるだけ ATL 患者さんの治療に精通した専門施設でのセカンドオピニオンをおすすめします。日本 HTLV-1 学会ウェブサイトで、学会登録施設を公表しています。
http://htlv.umin.jp/info/hospital.html
　セカンドオピニオンを行う方法は、施設によっても異なる部分がありますが、今村総合病院での実際のセカンドオピニオンの手続き方法についてフロー図で示します（図16）。参考にしてください。いずれにしても、かかっている病院の主治医とよく相談の上、セカンドオピニオンを受けられることをおすすめします。

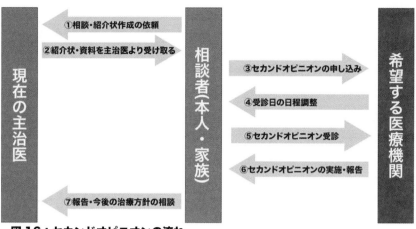

図 16：セカンドオピニオンの流れ

①相談・紹介状作成の依頼

　まず現在の主治医に「セカンドオピニオンを受けたい」と相談をしましょう。「主治医に伝えにくい」「不快感を与えるのではないか」と思われる患者さんは少なくありません。しかし、セカンドオピニオンを受けるためには今までの治療経過、画像診断情報、検査結果データなどさまざまな情報が不可欠です。受診先の医師はそれらの情報をもとに患者さんに診断や治療方針についての意見をお伝えします。基本的に医師はセカンドオピニオンに対して肯定的なので気負うことなく相談してみましょう。

　次に、セカンドオピニオンを受ける医療施設を決めます。自身でインターネットや書籍で情報を収集したり、主治医のすすめを参考にしたりして、セカンドオピニオン先を決めましょう。

②紹介状・資料を主治医より受け取る

③セカンドオピニオンの申し込み

セカンドオピニオンを希望する医療機関に申し込み、紹介状・資料を事前に送ります。

④受診日の日程調整

セカンドオピニオン受診する医療機関が決まったら予約を入れます。日程や受診時に必要な書類などを確認し、万全の準備をしておきましょう。また、相談したいことを事前に箇条書きにしておけば受診時に漏れなく確認することができます。

⑤セカンドオピニオン受診

受診時はできるだけ本人とご家族、または親身になってくれる方と一緒に受診することをおすすめします。

⑥セカンドオピニオンの実施・報告

セカンドオピニオン実施後、受診先の医師から現在の主治医宛にどのような相談内容で、どのような治療内容を説明したかについてのお手紙（返書）をいただきます。

⑦報告・今後の治療方針の相談

受診先の医師から受け取ったお手紙を持って現在の主治医を受診します。セカンドオピニオンの結果を踏まえて改めて主治医と今後の治療方針を決めていきましょう。

Q2 ATL はうつりますか？

　ATL は血液がんですので、うつりません（感染しません）。原因ウイルスである HTLV-1 はウイルスですので、ヒトからヒトへ感染します。

Q3 慢性型、くすぶり型では、治療しないといわれましたがなぜですか？

　くすぶり型と予後良好慢性型は、ATL の治療方針を決めるための分類では、インドレントタイプに入ります。慢性型 ATL では、血液検査で血清 LDH の増加、アルブミン値の低下、尿素窒素の増加のいずれか一つでもあると、一つもない患者さんに比べ生存期間が短い（予後不良である）ことがわかっています。そのため、この３つの異常が一つもない患者さんを予後良好慢性型と分類しています。インドレントとは、ゆっくり進行する病気という意味です。これらのインドレントタイプ ATL に対する日本の標準治療としては、治療を行った方が患者さんのために有益であるというエビデンスがないため、病気の活動性がみられた時に治療を行うことになっており、活動性がない場合には治療をしないことが多いです。しかし、インドレントタイプでも皮膚病変がみられるなど患者さんに何らかの症状を伴っているときは、強力な抗がん剤治療ではなく、紫外線照射など皮膚科的治療を行うことが多いようです。皮膚病変がみられるときは、ATL 診療を行っている皮膚科の専門医に相談することをおすすめします。

Q4 ATL に対して放射線治療はありますか？

　ATL は多くの場合、白血病化もみられる全身の病気ですので、一般的には放射線治療の対象になりません。しかし、リンパ節や皮膚など病気が限られた場所にだけあるときは、放射線治療の対象となることがあります。

　また、大きな腫瘍により痛みを伴うなど特別にからだに影響を及ぼしているときは、腫瘍を小さくする目的で放射線治療を行うことがあります。さらに、骨髄移植や臍帯血移植などの造血幹細胞移植を行う際に移植前治療として放射線治療を行うことはまれではありません。

Q5 自分の兄が ATL を発病しました。自分が ATL を発病するリスクは高いですか？ ATL の家族内発症についても教えてください。

　ATL は HTLV-1 が原因で発病する病気ですので、まずは自分が HTLV-1 に感染しているかどうかが重要です。感染していなければ ATL になることはありません。したがって、ATL の発病を心配されるときは、血清抗 HTLV-1 抗体が陽性か陰性かを調べるために血液検査を行ってください。HTLV-1 抗体が陽性であれば、ご兄弟以外にも ATL

を発病した家族がいるかどうか、体調はまったく異常がないかどうかなども参考になります。これらのことを総合して発症リスクが高いかどうかを推測します。

　また、末梢血中の HTLV-1 が感染している細胞が多いかどうかも ATL 発症のリスクの参考になります。家族内の ATL 発症については他の白血病よりは多いですので、心配な方は専門施設への受診をおすすめします。

Q6 ATL の発症予防対策について教えてください。

　ATL の発症予防は非常に重要です。HTLV-1 キャリアの ATL 生涯発症率は男性で 4 ～ 6%、女性で 2.6% とされていますが、大人になってから感染（HTLV-1 水平感染）した人より母乳感染（HTLV-1 垂直感染）したキャリアの方に ATL 発症が多いとされています。潜伏期間の問題と素質（遺伝子）が家族内で類似していることが家族内発症の多い原因となっていると考えられています。発症リスクの高いキャリアの特定や発症予防については多くの研究がされていますが、現在まだ結論は得られておらず、研究が進行中です。免疫機能の低下と ATL の発症は、他のがんの発症とも共通しますので、一般的ながん予防対策＊には配慮したほうがよいと思われます。また、リンパ節の腫れや皮膚病変などの ATL の一般的な症状の他に、どのような

症状でも ATL の初期症状の可能性は否定できませんので、定期的ながん検診を行うことをおすすめします。定期的ながん検診は、ATL 発病の見張りにもなります。

＊一般的ながん予防対策：公益財団法人がん研究振興財団より「がんを防ぐための新 12 か条」が示されています。
https://www.jcancer.jp/

Q7 ATL を発病して入院治療をすることになりました。仕事も休まないといけない上に治療費（医療費）が心配です。治療費はどのくらいかかるのでしょうか？

　基本的には ATL とその他の血液がん治療で治療費は大きくは変わりません。抗がん剤治療、移植治療など、どのような治療を行うかによって異なります。新しいお薬も増えてきていますが、新しいお薬は飲み薬であっても相当費用がかかります。ひと月の治療費が一定の上限を越えると、高額療養費制度により補助の対象となりますので、安心して治療が受けられると思います。患者さんやご家族の加入している保険の種類や年齢、所得の違いで医療費の上限額は異なりますので、病院のソーシャルワーカーに相談してみましょう。

Q8 ATL の患者会はありますか？

　ATLの患者会として完全に独立しているものはありませんが、NPO 法人スマイルリボン（鹿児島市）が、HTLV-1 キャリア、HAM、ATL の３つを対象とした事業を行っています。その中で、全国 HAM 患者友の会「アトムの会」は、支部もあり患者会として活動しています。キャリアママの会「カランコエ」と ATL 患者と家族の会「ミラクル」は、鹿児島県内で情報交換会・交流会を開いていますので、詳しくは「NPO 法人スマイルリボン」のホームページをご参照ください。
https://www.smileribbon.or.jp/

Q9 ATL 患者の利用できる医療制度、福祉制度について教えてください。

　ATL 患者さんに特化した公的支援制度はありませんが、高額療養費制度、高額医療費貸付制度、身体障害者福祉制度、税金の医療費控除、傷病手当、公的介護保険、障害年金などの支給が受けられる可能性があります。公的支援を受けるには、自己申告が必要ですが、詳細は HTLV-1 情報ポータルサイトをご参照ください。https://htlv1.jp/

自身が使える可能性がある制度について知りたいとき
は、各市町村の窓口やかかりつけの医療機関の相談窓口も
しくは病院の医療ソーシャルワーカーなどに問い合わせる
のもおすすめです。

　ATL の原因ウイルスである HTLV-1 の抗体検査は、妊
娠時には公的費用によって産科で検査が行われます。ま
た、鹿児島県のように保健所で HTLV-1 抗体検査を無料で
実施している県もあります。抗体陽性の母親から産まれた
児に対するミルクの費用について補助を行っている県も
あります。詳細についてはシリーズ3の**「教えて！先生
HTLV-1 の母子感染とキャリアのこと」**（著者：根路銘安仁）
を参照ください。

ATL ／ HTLV-1 年表

1977 年：京都大学の内山卓、高月清らにより発見された
　　　　成人 T 細胞白血病（ATL）が初めて国際誌「Blood」
　　　　に発表された。

1978 年：鹿児島大学でも以前から白血病細胞の核が異常
　　　　に分葉する従来の白血病とは異なる病気には気が付
　　　　いていたが、当時 T 細胞を証明する診断法をもって
　　　　おらず出遅れた。その後鹿児島大学で T 細胞を確認
　　　　する検査が可能となり、典型的な ATL 患者 28 名を
　　　　まとめて 1978 年の日本臨床血液学会（長崎市）で
　　　　松元実、野村紘一郎が発表を行った。

1978 年：がんの集学的治療研究班のリンパ腫研究グルー
　　　　プにより ATL の治療開発研究が開始された。リン
　　　　パ腫研究グループは、その後、日本臨床腫瘍グルー
　　　　プ - リンパ腫研究グループ（Japan Clinical Oncology
　　　　Group-Lymphoma Study Group: JCOG-LSG）として組
　　　　織化され、ATL を含む日本のリンパ系腫瘍の治療開
　　　　発の中心的なグループとなった。

1980 年：米国の Poiesz、Gallo らは皮膚 T 細胞リンパ腫の
　　　　患者から C 型レトロウイルスを発見し、ヒト T 細胞
　　　　リンパ腫ウイルス（HTLV）として発表した。

1981 年：日本の日沼、三好らは ATL 患者から樹立した細

胞株、MT-1 細胞と MT-2 細胞が C 型レトロウイルスを産生していることを突き止めた。

1982 年：吉田、三好、日沼らはすべての ATL 患者の白血病細胞中に C 型レトロウイルスが単クローン性に組み込まれていることを確認し、このレトロウイルスを ATL の原因ウイルスとして ATL ウイルス（adult T-cell leukemia virus: ATLV）と名付けて発表した。

1984 年：渡邉、吉田らが米国で発見された HTLV と日本で確認された ATLV は同じウイルスであることを証明した。2 つ目の HTLV が発見され、最初に発見されたウイルスは、HTLV-1 と命名された。

1985 年：熊本大学の麻生らが 1984 年日本で初めて行った ATL 患者に対する自家骨髄移植の治療結果を臨床血液誌に発表した。

1986 年：日本赤十字社は献血による血液の中で HTLV-1 抗体陽性の血液の提供を中止した。

1986 年：鹿児島大学の納光弘らが新しい脊髄疾患、HTLV-1 関連脊髄症（HAM）を発見した。

1987 年：名古屋第一赤十字病院の祖父江らが 1984 年日本で最初に行った ATL 患者に対する同種骨髄移植の治療結果を国際誌（Bone Marrow Transplantation）に発表した。

1989 年：鹿児島大学の中尾らが HAM 患者らのぶどう膜

炎を報告した。

1990 年：ATL の高カルシウム血症の原因として、ATL 細胞が過剰に産生する副甲状腺ホルモン関連蛋白が関与していることを癌研の渡邉らが発見した。

1992 年：久留米大学の望月らが「HTLV-1 ぶどう膜炎：HTLV-1 uveitis（HU）」という新たな疾患概念を提唱した。

1997 年：鹿児島県が鹿児島 ATL 制圧委員会を組織して「鹿児島 ATL 制圧 10 カ年計画」を策定した。

1999 年：第 9 回国際 HTLV 会議が鹿児島市で開催された（納光弘会長）。

2001 年：著者らが初めて同種造血幹細胞移植治療が ATL 患者の生存率を改善させる可能性があることを国際誌（Bone Marrow Transplantation）に発表した。

2003 年：全国 HAM 患者友の会「アトムの会」を菅付らが設立

2005 年：NPO 法人スマイルリボン「日本から HTLV ウイルスをなくす会」を設立（理事長　菅付加代子）

2005 年：岡村、宇都宮らは世界で初めて ATL 患者に対するミニ移植の前向き臨床試験の成績を国際誌（Blood）に発表した。

2007 年：第 13 回国際 HTLV 会議が箱根で開催された（渡邉俊樹会長）。

2008 年：HTLV-1 研究会発足（研究会は第 6 回で終了し、日本 HTLV-1 学会へ移行）

2010 年：菅首相の命により「HTLV-1 特命チーム」が発足し、「HTLV-1 総合対策」が策定された。
「HTLV-1 総合対策」の一環として妊婦検診の検査に抗 HTLV-1 抗体の無料検査が加えられた。

2012 年：分子標的治療薬のうち抗体医薬であるモガムリズマブ（商品名：ポテリジオ®）が再発・難治 ATL 患者の治療に保険承認された。

2013 年：日本 HTLV-1 学会の発足（初代理事長：渡邉俊樹）

2016 年：第 3 回日本 HTLV-1 学会が鹿児島市で開催された（宇都宮與会長）。

2016 年：免疫調整薬であるレナリドミド（商品名：レブラミド®）が ATL 治療に保険承認された。

2017 年：第 18 回国際 HTLV 会議が東京で開催された（山野嘉久会長）。

2018 年：日本 HTLV-1 学会登録医療機関の設置

2018 年：HTLV-1 関連疾患患者・キャリア団体からの強い要望により日本 HTLV-1 学会から国際ヒトレトロウイルス会議（IRVA）に「HTLV-1 の日」の制定を提案し、2018 年 10 月に IRVA が 11 月 10 日を「世界 HTLV デー」に制定した。

2019 年：WHO の HTLV-1 感染予防対策に関する会議が東

京で開催され、WHO が感染予防対策に取り組むこと
が決定された。

2020 年：ATL 患者に対してヒストン脱アセチル化阻害剤
であるツシジノスタット（商品名：ハイヤスタ®)
が日本で保険承認された。

2022 年：ATL 患者に対してメチル化阻害剤であるバレメ
トスタット（商品名：エザルミア®）が日本で保険
承認された。

文献

① Utsunomiya A, et al. Improved outcome of adult T cell leu-kemia/lymphoma with allogeneic hematopoietic stem cell transplantation. Bone Marrow Transplant 2001; 27 (1) : 15-20.

② Ito A, Utsunomiya A, et al. Improved survival of patients with aggressive ATL by increased use of allo-HCT: a pro-spective observation study. Blood Adv 2021; 5 (20) :4156-4166.

③ Uchiyama T, Takatsuki K, et al. Adult T-cell leukemia: clinical and hematological features of 16 cases. Blood 1977; 50 (3) : 481-492.

④ Poiesz BJ, Gallo RC, et al. Detection and isolation of type C retrovirus particles from fresh and cultured lymphocytes of a patient with cutaneous T-cell lymphoma. Proc Natl Acad Sci USA 1980; 77 (12) : 7415-7419.

⑤ Hinuma Y, et al. Adult T-cell leukemia: antigen in an ATL cell line and detection of antibodies to the antigen in human sera. Proc Natl Acad Sci USA 1981; 78 (10) : 6476-6480.

⑥ Yoshida M, Miyoshi I, Hinuma Y. Isolation and characteriza-tion of retrovirus from cell lines of human adult T-cell leu-kemia and its implication in the disease. Proc Natl Acad Sci USA 1982; 79 (6) : 2031-2035.

⑦ Watanabe T, Seiki M, Yoshida M. HTLV type I (U.S. iso-late) and ATLV (Japanese isolate) are the same species of human retrovirus. Virology 1984; 133 (1) : 238-241.

⑧ Iwanaga M. Epidemiology of HTLV-1 infection and ATL in Japan: an update. Front Microbiol 2020; 11 (Article 1124) : 1-11.

⑨ Kaplan JE, Osame M, et al. The risk development of HTLV-I-associated myelopathy/tropical spastic parapare-sis among persons infected with HTLV-I. J Acquir Immune Defic Syndr 1990; 3 (11) : 1096-1101.

⑩ 池田英子、他。福岡県筑後地方における HTLV-I ぶどう膜炎の推定有病率。日本眼科学会雑誌 1998; 102(5):327-332.

⑪　宇都宮與。ATLL の臨床。臨床血液 2006; 47(12):1502-1513.

⑫　宇都宮與。ヒト T 細胞白血病ウイルス I 型（HTLV-1）。臨床検査を使いこなす。岡田浩一、黒川峰夫編集。日本医師会雑誌 2021; 第 150 巻・特別号（1）: 287-288.

⑬　Shimoyama M. Diagnostic criteria and classification of clinical subtypes of adult T-cell leukaemia-lymphoma. A report from the Lymphoma Study Group（1984-87）. Br J Haematol 1991; 79（3）: 428-437.

⑭　Katsuya H, Ishitsuka K, Utsunomiya A, et al. Treatment and survival among 1594 patients with ATL. Blood 2015; 126（24）: 2570-2577.

⑮　Ito S, Utsunomiya A, et al. Epidemiology of adult T-cell leukemia-lymphoma in Japan: an updated analysis, 2012-2013. Cancer Sci 2021; 112（10）: 4346-4354.

⑯　Tsukasaki K, Utsunomiya A, et al. VCAP-AMP-VECP compared with biweekly CHOP for adult T-cell leukemia-lymphoma: Japan Clinical Oncology Group Study JCOG9801. J Clin Oncol 2007; 25（34）: 5458-5464.

⑰　Hanada S, Utsunomiya A, et al. Treatment for adult T-cell leukemia. Cancer Chemother Pharmacol 1997; 40（Suppl）: S47-50.

⑱　Utsunomiya A, et al. Long-term follow-up of patients with ATL after autologous stem cell transplantation. Bone Marrow Transplant 2022; 57（2）: 323-325.

⑲　Nakano N, Utsunomiya A, et al. Cord blood transplantation with a reduced intensity conditioning regimen using fludarabine and melphalan for adult T-cell leukemia/lymphoma. Int J Hematol 2021; 113（6）: 861-871.

⑳　Bazarbachi A, et al. Meta-analysis on the use of zidovudine and interferon-alfa in adult T-cell leukemia/lymphoma showing improved survival in the leukemic subtypes. J Clin Oncol 2010; 28（27）: 4177-4183.

㉑　Oka T, Utsunomiya A, et al. Sensitive photodynamic detection of adult T-cell leukemia/lymphoma and specific leukemic cell death induced by photodynamic therapy: Current status in hematopoietic malignancies. Cancers 2020; 12（2）: 335（1-17）.

参考資料

1. りんぱしゅ通信
   https://www.rinpashu.jp/examination-diagnosis-treat-ment/atll-atl/index

2. HoT LiVes　ほっとらいぶ
   HTLV-1 情報ポータルサイト
   https://htlv1.jp/

3. HTLV-1 と疾患　渡邉俊樹、上平憲、山口一成編
   2007 年　文光堂

4. ハンドブック　白血病と言われたら　改定第 6 版　下巻
血液の病気を知ろう　監修　谷口修一・高橋聡　2020
年　全国骨髄バンク推進連絡協議会
https://www.marrow.or.jp/patient/handbook.html

5. 成人 T 細胞白血病（ATL）と HAM　吉嶺明人　2008 年
南方新社

6. JSPFAD（Joint Study on Predisposing Factors of ATL
Development）（HTLV-1 感染者コホート共同研究班）
https://htlv1.org/

あとがき

　ATL という病気の全体像を分かりやすく説明し、患者さんやご家族を含む一般の方々の疑問や質問にできる限りお答えしたいという思いで執筆しました。病気の原因や病態のメカニズムなどは専門的なことが多く、また治療についても治療方法が増えることはよいことですが、非常に複雑になってきました。できる限り理解しやすいように解説したつもりですが、難しいところも多いのではないかと思います。もっとわかりやすい内容を希望される場合は、「りんぱしゅ通信」などの資料（参考資料 1, 2, 3）に目を通されることをおすすめします。また、もっとくわしい内容を希望される場合は、「HTLV-1 と疾患」の教科書（参考資料 4）で専門家が非常に幅広く ATL について解説していますので、ご参照ください。また、この本の執筆・校正を済ませたところで今までのいろいろな情報サイトが統合され、「HoT LiVes ほっとらいぶ HTLV-1 情報ポータルサイト」（参考資料 2）が設営されました。かなり多くの情報が網羅されていますので、活用されることをおすすめします。

　日本では若い世代の HTLV-1 感染者（キャリア）が減少傾向にあります。将来的には ATL 患者数も減少してくるものと推測されます。しかしながら、大人になってからの

HTLV-1 の水平感染もみられており、今後も一定数の ATL が発症することが予想されます。これらの ATL 患者さんの治療を今まで以上に進歩させることが急務です。また、世界では 1000 ～ 2000 万人の HTLV-1 感染者がいるとされています。感染者の多い国の中で先進国は日本だけであり、ATL 患者さんの治療や HTLV-1 対策で日本が大きな役割を果たすことが期待されています。HTLV-1 総合対策においては、ATL の治療だけでなく、HTLV-1 キャリアからの ATL 発症予防、さらに HTLV-1 撲滅に向かう研究の進展と成果が望まれます。

謝辞

　この本の執筆にあたり貴重な機会を与えていただきました NPO 法人 スマイルリボン代表の菅付加代子さんに深く感謝申し上げます。ご自身も HAM という病気と闘いながら HTLV-1 に苦しむ人々への電話相談や行政への要望などに尽力され、からだに鞭打ちながらチャレンジしていく姿に敬意を表します。

　ATL の発見以来、長期にわたり診療をさせていただきました多くの ATL 患者様と一緒に病気と闘ってこられましたご家族の皆様に敬意と御礼を申し上げます。私たち医療者に多くのことを教えていただき、また、臨床情報や血液などサンプルの提供もいただきました。その結果、病気の原因や仕組みの解明、多くの新しい治療法の開発につながりました。心より感謝申し上げます。HTLV-1 キャリア外来では、多くのキャリアの皆様にもご協力をいただき、深謝いたします。

　ATL 患者さんの診療や HTLV-1 キャリア外来において日頃より協力をいただいている今村総合病院血液内科の先生方、看護師の皆様、その他関係する多くのスタッフの皆様、いつも誠にありがとうございます。

　今回の執筆に当たり、聖マリアンナ医科大学 渡邉俊樹

先生（日本 HTLV-1 学会理事長）、関西医科大学 神奈木真理先生（微生物学講座、客員教授）、日本赤十字社九州ブロック血液センター 相良康子先生には大変適切なコメント・ご指導をいただきました。ここに厚く御礼申し上げます。内容の校正と図やイラストの作成に尽力いただきました公益財団法人慈愛会本部 瀬涯里花様、今村総合病院事務部 佐々木大輔様、有薗梨沙様（イラスト作成）、柏木香織様、ご協力ありがとうございました。

■著者紹介

宇都宮 與（うつのみや　あたえ）

　1952年8月1日、愛媛県西宇和郡三瓶町（現西予市）生まれ。愛媛県立八幡浜高校を経て、1977年鹿児島大学医学部を卒業。鹿児島大学第二内科に入局。鹿児島大学病院、鹿児島市立病院で研修し、鹿児島県立大島病院にも勤務。1980年から愛知県がんセンターで主にリンパ腫、肺がんの診断及び集学的治療の研鑽を積む。1981年5月から鹿児島大学病院で勤務し、1984年から国立都城病院に内科部長兼臨床検査科長として勤務。1987年から財団法人慈愛会今村病院分院（現公益財団法人慈愛会今村総合病院）血液内科部長として勤務、2004年から院長、2018年から名誉院長兼臨床研究センター長、HTLV-1センター長を務め、現在に至る。専門は、血液がん特に成人T細胞白血病／リンパ腫（ATL）で、ATLの病態研究や治療開発に携わり、現在はHTLV-1キャリア支援などを行っている。

教えて！HTLV-1のことシリーズ1
教えて！先生　ATL（成人T細胞白血病）のこと

発　行　日	2023年3月20日　第1刷発行	
著　　　者	宇都宮 與	
編　　　者	NPO法人スマイルリボン	
編 集 協 力	今村 美都	
発　行　者	向原 祥隆	
発　行　所	株式会社 南方新社	
	〒892-0873　鹿児島市下田町292-1	
	電話　099-248-5455	
	振替口座　02070-3-27929	
	URL　http://www.nanpou.com	
	e-mail　info@nanpou.com	
印刷・製本	株式会社プリントパック	

定価はカバーに印刷しています
乱丁・落丁はお取替えします
ISBN978-4-86124-486-5, C0047
ⓒ Utsunomiya Atae 2023, Printed in Japan

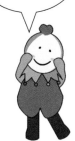